W0363471

Faszienyoga

Mattheus Els

Faszienyoga

Die effektivsten Übungen für jeden Bindegewebstyp

IRISIANA

Inhalt

Vorwort

Ich bin in einer ganz normalen Familie aufgewachsen. Ganz normal, außer man hätte uns beim Abwaschen nach dem Abendessen oder samstags beim Wäschewaschen zugesehen. Wir hatten keinen Geschirrspüler, und so gab es fast jeden Abend eine Diskussion darüber, wer welche Aufgabe in der Küche übernehmen musste. Meist hat mein Vater abgewaschen, meine Mutter und ich trockneten ab, und meine Schwester hat das Geschirr »aufgefangen«, sie musste es nach dem Abtrocknen wegräumen. Warum »aufgefangen«? Nun, das eben war der weniger normale Teil: Wir haben uns das Geschirr nämlich immer zugeworfen! Und nie ist dabei etwas heruntergefallen oder zerbrochen.

Beim Wäschewaschen war es nicht anders. Bettwäsche und Handtücher kamen in die Badewanne, dazu wurde Tanzmusik gespielt; meine Schwester und ich sind in der Wanne auf- und abgesprungen und haben auf der eingeweichten Wäsche getanzt, bis unsere Mutter meinte, dass es reicht. Dann haben wir die Tücher ausgewrungen, sind mit ihnen nach draußen gerannt und haben sie auseinandergezogen. Danach hat unsere Mutter sie auf die Leine gehängt. Beim Wäscheabnehmen und -falten ging es genauso spielerisch zu.

Meine Eltern waren und sind aktiv und sportbegeistert, was man jedoch nicht behaupten würde, beurteilte man sie rein aufgrund ihrer Figur. Denn obwohl meine Mutter Sportlehrerin war, litt sie damals und leidet bis heute an Übergewicht. Als Teenager konnte ich nicht verstehen, wie sich solch korpulente und unsportlich aussehende Menschen so schnell, flexibel und kraftvoll bewegen können.

Schon früh wurde mir klar, dass das, was man unter Sport und einer sportlichen Figur versteht, und die Vorstellung, Sport halte gesund, nicht die ganze Geschichte sein kann. Ich fragte mich, warum manche Menschen in ihren Bewegungen grazil und beim Gehen »leicht« aussehen, während andere in der gleichen Altersgruppe wirken, als ob sie ein schweres Gewicht mit sich herumschleppen müssten. Heute glaube ich, das zu wissen: Die Unterschiede erklären sich daraus, wie wir die Körperelastizität wahrnehmen und nutzen. Und wie Sie das erlernen und lebenslang beibehalten können, erfahren Sie in diesem Buch.

Aus eigener schmerzhafter Erfahrung

Als ich zwölf Jahre alt war, bekam ich starke Rückenschmerzen. Ich konnte nicht lange stehen oder sitzen, ohne extreme Beschwerden im Rücken und Nacken zu spüren. »Wachstumsschmerzen« diagnostizierte unser Hausarzt und riet mir zu mehr Bewegung. Damit meinte er vor allem Sport. Ich ging auf eine sehr konservative Schule für Jungen, in der mit fiebrigem Eifer die traditionellen Sportarten Rugby und Kricket trainiert und gespielt wurden. Diese Sportarten verstand der Arzt für uns Heranwachsende als angemessene und gesunde Bewegungsform sowie als gutes Rezept gegen eben jene Wachstumsschmerzen.

Da mir seine Erklärung nicht einleuchtete, ging meine Mutter mit mir zu einem anderen Arzt, der nach vielen Untersuchungen die Scheuermannsche Krankheit feststellte, eine Wachstumsstörung, bei der sich die Wirbel verformen und eine typische Kyphose (Rundrücken) bildet. Ich bekam eine experimentelle orthopädische Rückenstütze, die der Verformung des Rückens vorbeugen sollte und die ich unter meiner Kleidung tragen konnte. Sie ermöglichte es mir auch, weiterhin an sportlichen Aktivitäten teilzunehmen. Doch leider gingen die Schmerzen dadurch nicht weg. Wenig später riet mir ein junger Physiotherapeut, auf die Stütze zu verzichten und mich stattdessen zu dehnen und Gleichgewichtsübungen zu machen. Schon nach den ersten Übungen konnte ich eine anhaltende Erleichterung wahrnehmen, was mir durch Sport oder das

Tragen der Schiene nie gelungen war. Von dieser Zeit an interessierte ich mich immer mehr dafür, was ein gesunder, sportlicher Körper sein und was man damit anfangen kann.

Yoga, Rolfing und Biotensegrity

Später studierte ich an der Universität unter anderem Tanz- und Bewegungstheorie und kam dabei erstmals auch mit Yoga in Kontakt. Heute weiß ich, dass ich mich bereits damals unwissend in das Netzwerk unseres Körpers verliebt habe.

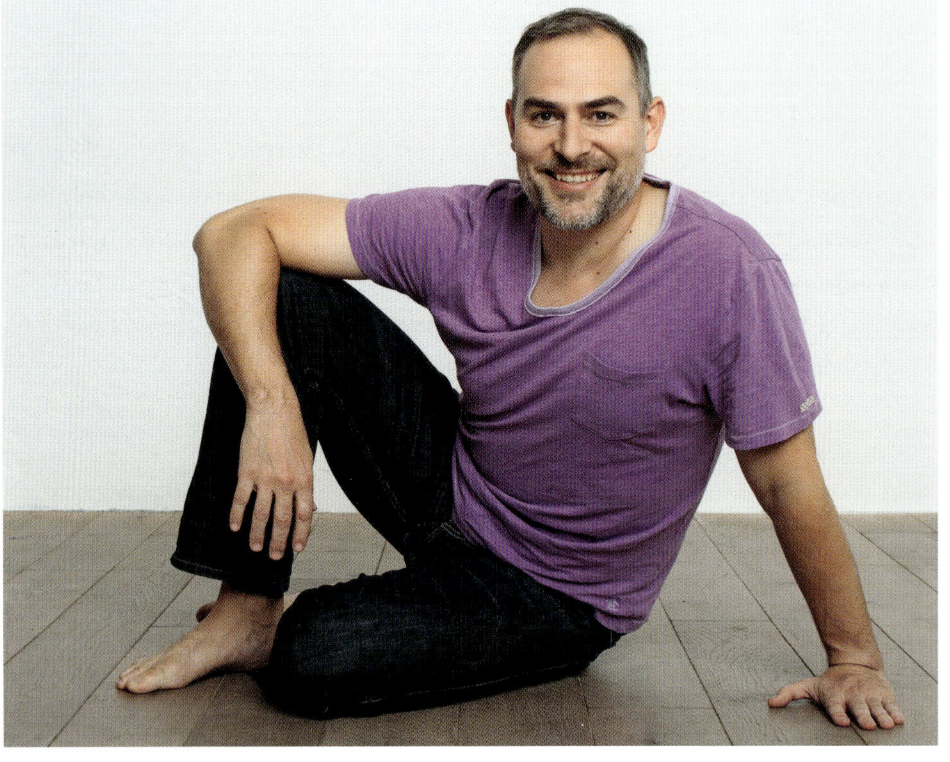

Mattheus Els – Rolfer, Yogalehrer und »verliebt in das Netzwerk des Körpers«. Mit seinen Faszienyogaübungen erhalten Sie Ihren Körper elastisch und gesund.

2001 – in diesem Jahr lebte ich in Stockholm – erzählte mir eine Bekannte von einem »Wunderheiler«. Ich sollte unbedingt zu ihm gehen, er würde mich endgültig von meinen Rückenschmerzen befreien. Ich befolgte ihren Rat – ohne zu wissen, dass es sich bei diesem »Wunderheiler« um einen Rolfer handelte.

Rolfing ist eine manuelle Körpertherapie, bei der durch die Arbeit an den Faszien die Körperhaltung verändert werden kann. Diese erste Sitzung bei einem Rolfer hat meine Liebe zur Beschäftigung mit dem Bindegewebe besiegelt. Plötzlich konnte ich das, was ich intuitiv in meinem Körper spürte, das, was mir wehgetan hatte, in Worte fassen. Durch das Wissen um die Faszien und ihre Funktion im Körper eignete ich mir einen Wortschatz an, mit dem ich das, was ich fühlte und erfahren hatte, ausdrücken konnte. All das führte dazu, dass ich eine Ausbildung zum Rolfer und später auch zum Yogalehrer absolvierte.

Heute bedeutet gesund und sportlich zu sein für mich, den Körper als ein System der Biotensegrity zu verstehen und zu bewegen. Der Begriff »Tensegrity«, der mit dem Zusatz »Bio« auf den menschlichen Körper übertragen wird, bezieht sich auf Tragwerksysteme, in denen sich die Strukturen allein durch Spannung selbst stabilisieren (siehe dazu auch S. 21ff.). Durch Biotensegrity kann man mit den Faszien »spielen« und dadurch wiederum noch genauer auf den Körper hören. Dies bedeutet letztendlich, dass der Körper kraftvoll und dehnbar wird, dass wir bewusst leben können und gesund, glücklich und sportlich sind.

So ist dieses Buch für mich einerseits das Ergebnis einer langen Reise, andererseits – und vor allem – aber der Beginn meiner Yoga-Faszien-Safari, auf die ich Sie mitnehmen möchte. Sie werden sehen, wie einfach es ist, einen flexiblen, elastischen Körper zu bekommen, und wie leicht es sein kann, diesen ein ganzes Leben lang zu behalten.

Viel Freude beim Lesen und bei den Übungen!
Mattheus Els

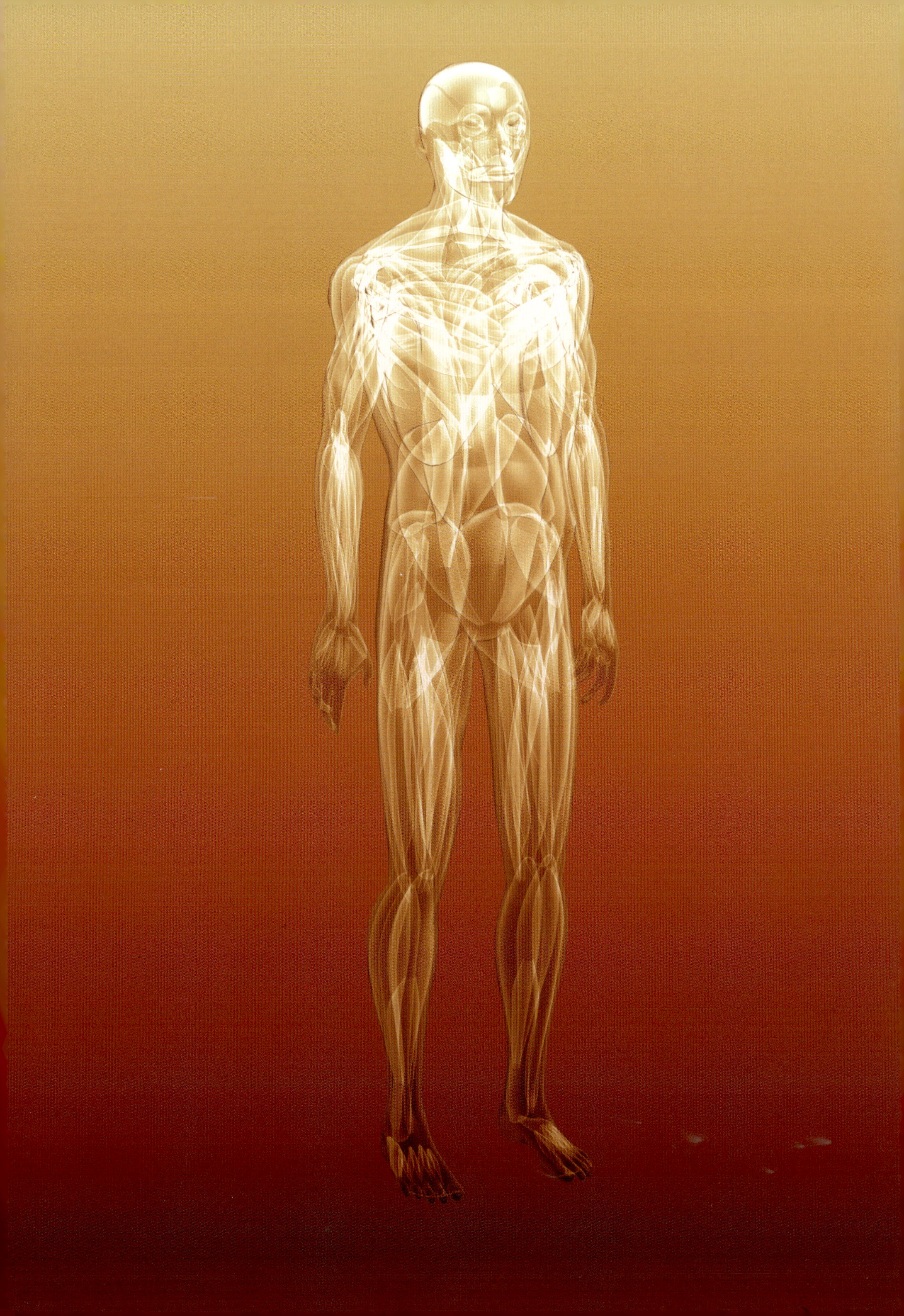

Was sind Faszien?

Vor einiger Zeit kam ein neuer Schüler in meinen Faszienyogakurs. Wie so vielen widerstrebte ihm der Gedanke, zum Yoga zu gehen, dachte er doch, dass es beim Yoga um extremes Verbiegen und stilles Sitzen in einer lang gehaltenen, unbequemen Position gehe. Nach seiner ersten Stunde kam er mit glänzenden Augen und strahlendem Gesicht zu mir und sagte: »Das war die komplizierteste und zugleich herrlichste Sache, die ich seit Langem gemacht habe! Ich habe das Gefühl, meine Beine sind so lang, dass sie bis unter meine Achseln reichen!«

Manche Teilnehmer meiner Faszienyogastunden erwarten ein anderes Gefühl oder etwas seltsam Neues. Aber die Faszien sind nicht etwas, das wir notwendigerweise gleich beim ersten Üben so einfach spüren. Ich spreche in meinen Kursen oft vom sogenannten Chilisoßeneffekt – und diesen Begriff werden Sie in diesem Buch noch oft lesen! –, der während einer Asana (Körperstellung im Yoga) auftritt. Damit meine ich ein leichtes Brennen unter der Haut. Es führt dazu, dass man nach der Faszienyogastunde nach Hause geht und sich plötzlich leichter fühlt oder dass die Beine irgendwie länger geworden sind und die Arme beim Gehen locker mitschwingen.

Der Bewegungsapparat – ein lebendiges Gefüge

Über die letzten Jahrhunderte hinweg haben anatomische Studien den menschlichen Körper in immer kleinere Teile und Fragmente aufgeteilt, während die interdisziplinäre Wissenschaft der Biomechanik die Körperbewegung so lange in winzigste Einzelteile zerlegte, bis man glaubte, es nicht mit einem lebenden Organismus, sondern mit einem Roboter zu tun zu haben.

Aus meiner Sicht haben wir es damit geschafft, das Konzept des ursprünglichen Yoga, also das, was mit dem Körper während des Yoga geschieht, zu zerstören. Selbst die bekanntesten Bücher der letzten Jahre zu diesem Thema zeigen den Körper als eine Art Maschine, die aus Hebeln und Scheiben besteht; doch dadurch wird das Grundsätzliche am Yoga missachtet: dass sich dabei nämlich ein bewegender Körper mit den Gedanken harmonisiert.

Die wesentliche Rolle des Bindegewebes

Ich erinnere mich, dass ich zu Beginn meiner Rolfingausbildung ein Zitat notiert habe, das für mich auch heute noch ein Prinzip meiner eigenen Praxis beschreibt: »Wenn sich ein Körperteil bewegt, reagiert der Körper in seiner Gesamtheit. Und das einzige Gewebe, das diese Bewegungsübertragung im ganzen Körper kommuniziert, ist das Bindegewebe.«

Anhand eines Beispiels bedeutet dies: Wenn wir im Stehen nur die linke große Zehe heben, bewegen sich im Körper auch andere Bereiche. So reagieren dabei beispielsweise auch das linke Bein und das Becken. Selbst wenn wir nur sitzen und mit Pranayama (Atemübung im Yoga) arbeiten, reagieren nicht nur die Körperbereiche, die an der Atmung beteiligt sind, sondern auch der Beckenboden und die Innenseite der Oberschenkel.

Wenn man lernt, wie der Bewegungsapparat funktioniert, lernt man auch die Namen der Muskeln und Knochen und wie sie miteinander verbunden sind. Die Faszien werden meist nur kurz erwähnt, und zwar ohne auf die Rolle einzugehen, die sie bei der Bewegung in ihrer ganzheitlichen Form spielen. Das ist auch der Grund dafür, warum ich am Anfang meiner Rolfingkarriere oft Schwierigkeiten hatte, meinen Kunden die althergebrachte mechanische Vorstellung der Funktionsweise unseres Körpers auszureden und sie vom Gegenteil zu überzeugen. Meist erkenne ich an einer Bewegung sofort, wie der Rolfingkunde oder Yogateilnehmer über den Bewegungsapparat und die Anatomie denkt.

Faszien im Aufschwung

Was wir früher umgangssprachlich als »Bindegewebe« bezeichnet haben, bezeichnen wir heute als »Faszien«. Allerdings benutzen viele Mediziner den Begriff »Faszien« oder »Fascia« noch immer nur für das Gewebe rund um die Muskeln. Die Faszienforschung ist in verschiedenen Bereichen über das letzte Jahrzehnt hinweg immer aktiver geworden. Oft verwendet jede neue Publikation ihre eigene Terminologie für Bindegewebe und Faszien bzw. die Benennung unterschiedlicher Faszien. In den letzten zehn Jahren haben die Faszien ein enormes Medieninteresse erfahren, besonders nach der ersten internationalen Faszienkonferenz im Jahr 2007 und den darauffolgenden Artikeln in renommierten Wissenschaftsmagazinen. Bei dieser ersten Konferenz einigten sich die Experten darauf, das gesamte Bindegewebe, das aus gleichen Bestandteilen aufgebaut ist und

Faszien ertasten

Haben Sie Ihre Faszien schon einmal gespürt? Das ist ganz einfach: Legen Sie die Finger einer Hand an die Außenseite des Oberschenkels. Dort können Sie unter der Haut eine Schicht mit festerem Gewebe fühlen. Jetzt bewegen Sie Ihre Finger seitwärts oder über diese Schicht hinweg. Sie spüren jetzt vielleicht die unterschiedlichen Strukturen im Gewebe und wie sie übereinandergleiten.
Oder Sie greifen einmal mit der rechten Hand um das linke Handgelenk und bewegen anschließend die linke Hand in alle Richtungen. Spüren Sie, wie verschiedene Gewebeschichten und Sehnen übereinandergleiten und sich bewegen?

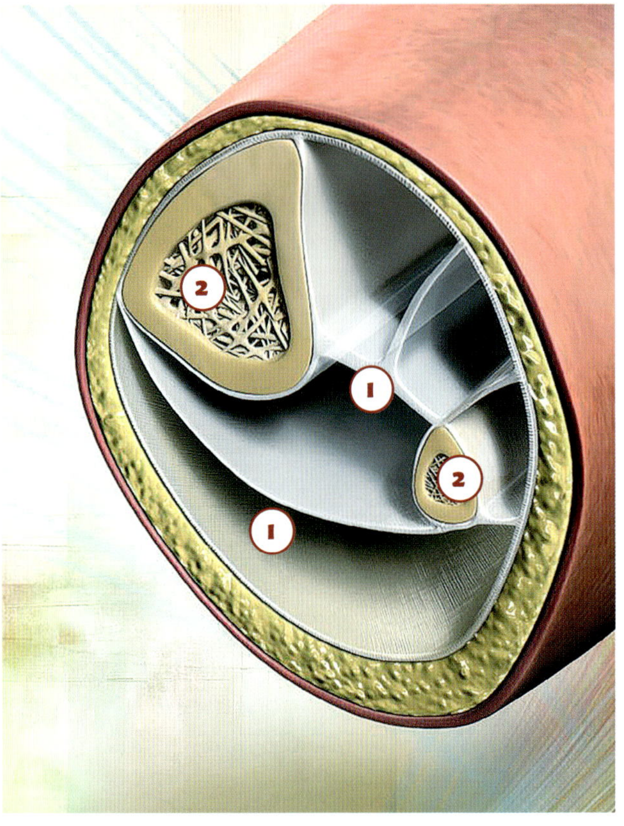

Die Abbildung zeigt den Querschnitt eines Unterschenkels. Die Muskeln wurden weggelassen, damit man die weiß dargestellten Faszien (1), die die Muskeln und Knochen (2) umhüllen, besser erkennen kann. Dabei ist deutlich zu sehen, wie jede einzelne Faszienhülle mit den anderen in Verbindung steht.

einen Teil des Spannungsnetzwerks im Körper bildet, als Faszien zu bezeichnen. Diese Definition hat bis heute Bestand.

Bis vor Kurzem war es sehr schwierig, die Faszien an einem lebenden und gesunden menschlichen Körper zu studieren. Beim Sezieren wurden die Faszien immer gleich weggeschnitten, um beispielsweise die Muskeln zu zeigen. Heutzutage gibt es glücklicherweise moderne Ultraschallgeräte und per Magnetresonanztomografie die Möglichkeit, lebende Faszien in ihrer Bewegung zu beobachten und zu vermessen. Das zeigt nun ein viel komplexeres Bild als das biomechanische System, mit dem wir die Bewegungen bisher erklären konnten.

Für diejenigen von uns, die gern Fleisch essen, ist es einfach, sich die Faszien vorzustellen. Grundsätzlich sind sie das weiße, faserige Gewebe im Fleisch, das üblicherweise vom Metzger weggeschnitten wird. Faszien sind übrigens auch die weiße Marmorierung im Fleisch.

Oft werden Faszien auch mit dem Begriff »Gewebe der Form« beschrieben. Dieses Gewebe verbindet jeden Teil unseres Körpers mit anderen Teilen, von der mikroskopischen Ebene bis unter die Haut. Faszien geben den Muskeln ihre Form, sie verlaufen in den Organen und um sie herum und bilden eine durch und durch zusammenhängende Gewebeschicht unter der Haut, fast wie ein Taucheranzug. Wäre es möglich, einen Kadaver so zu präparieren, dass wir alles, was nicht Bindegewebe ist, weglassen, würden wir dennoch den Körper in seiner ganzen Form genau erkennen können.

Spannungsnetzwerk des Körpers

Die Faszien bilden ein den ganzen Körper umhüllendes und verbindendes Gewebe aus Kollagenfasern, gewissermaßen ein körperweites Spannungsnetz, das der Kraftübertragung dient. Die Form einer bestimmten Faszie hängt von der Spannung ab, die auf sie einwirkt. Im gängigen Modell unseres Stütz- und Bewegungsapparats, bei dem die Knochen durch die Skelettmuskeln bewegt werden, obliegt die Kraftübertragung vom Muskel auf den Knochen den Sehnen. Tatsächlich sind darin aber auch die Faszien involviert: Bis zu 40 Prozent der Kontraktionskraft eines Muskels werden nicht durch die spezielle Sehne, sondern durch die fasziale Verbindung zum Muskel gesendet (siehe dazu auch S. 24).

Taucheranzug unter der Haut

Man teilt die Faszien in verschiedene Gewebeschichten auf: eine den Körper umhüllende und eine verschiedene Teile verbindende. Erstere befindet sich direkt unter der Haut und ist teilweise mit dem Fettgewebe verwoben. Sie kleidet den Körper wie eine zweite Haut in einen »Ganzkörperstrumpf«, den oben erwähnten Taucheranzug. In einem gesunden Körper besitzt diese dünne Schicht eine enorme Zugspannung.

Ein wenig tiefer unter der Haut finden wir die tiefen Faszien, die »Fascia profunda«, die die Muskeln in funktionale Einheiten unterteilt.

Die äußerste Gewebeschicht, das Epimysium (1), umhüllt den gesamten Muskel. Das mittlere Perimysium (2) umhüllt die Muskelfaserbündel und das innere Endomysium (3) die einzelnen Muskelfasern.

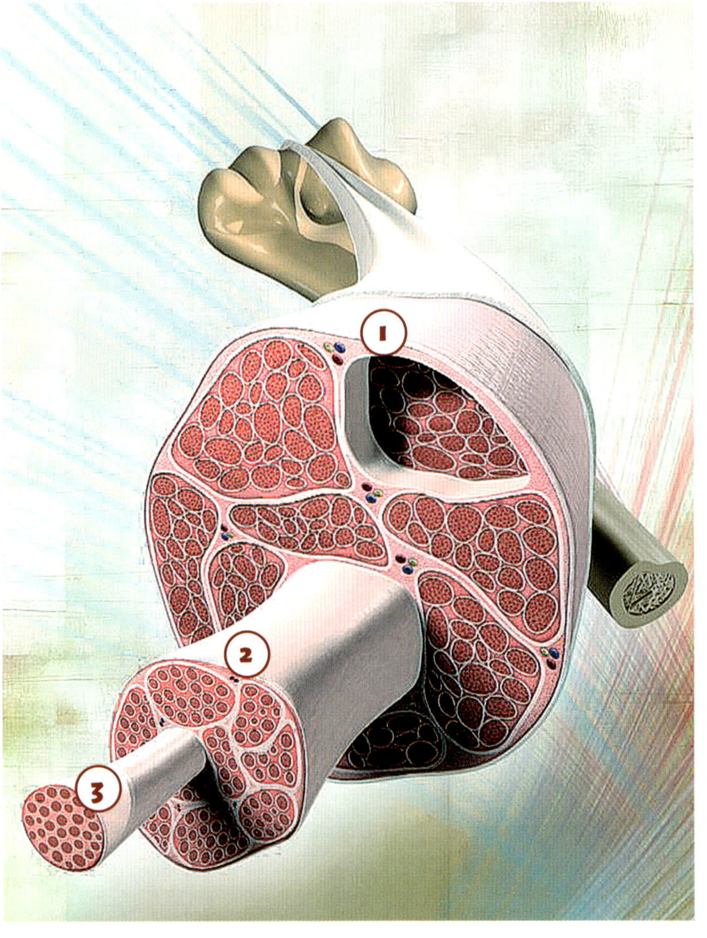

Jeder Muskel wird von einer Faszienschicht, dem Epimysium, umhüllt; die Umhüllungen der einzelnen Muskeln sind wiederum miteinander verbunden. Zwischen den Muskeln bilden die Faszien Trennwände. Diese fasziale Doppelfunktion von Trennung und gleichzeitig Verbindung führt zu einer »Bündel in Bündel«-Struktur: Die Muskeln teilen sich in kleinere Einheiten oder Muskelfaserbündel, umgeben von Faszien, dem Perimysium, und weiter in einzelne Muskelfasern, von denen jede wieder von einer faszialen Schicht umhüllt ist, dem Endomysium.

In Form mit Kollagen und Elastin

Die Bindegewebszellen und Fasern unseres Körpers schwimmen zusammen mit anderen Bestandteilen in einer wässrigen Substanz. Diese wässrige Substanz enthält eine Menge Eiweiß- und Zuckermoleküle. Für uns am interessantesten sind zwei Fasern: Kollagen, ein Strukturprotein, das für die Formgebung zuständig ist, und Elastin, das sich fast bis auf die doppelte Länge dehnen und dann zur Originallänge zurückkehren kann.

Diese beiden Fasern werden von den Bindegewebszellen, den sogenannten Fibroblasten, produziert und funktionieren in Wechselwirkung zueinander. Die Fibroblasten produzieren die Fasern abhängig von dem dort vorherrschenden Druck oder der Belastung.

Denken Sie einmal an eine sich täglich wiederholende Bewegung wie diese: Sie sitzen am Schreibtisch und haben ein Bein über das andere geschlagen, während eine Hand mehrmals kleine Bewegungen macht, etwa mit einer Computermaus. Hier wird der Dehnungsreiz in das fasziale Netz wiederholt in einer Richtung ausgeführt. Die Fibroblasten bauen mehr Kollagenfasern um die Muskeln in den Bereichen auf, in denen der Körper Unterstützung braucht und in denen die ständige Spannung verläuft. Wenn diese Person nun aufsteht, ist eine ungleiche und unregelmäßige Versteifung oder Verkürzung des Muskels auf einer Seite aufgetreten. Dagegen kann nur gezielte Bewegung und Dehnung in die Gegenrichtung helfen, da die Faszien Bewegung brauchen, um sich wieder zu ändern.

Verlust der Elastizität

Nahezu zwei Drittel des Volumens der Faszien bestehen aus Wasser. Bewegungsmangel, zunehmendes Alter oder einseitig wiederholte Bewegungen können das Gewebe oder Teile davon dehydrieren. Die Faszien verlieren dadurch ihre Elastizität und Belastungsfähigkeit. Das Gleiche kann bei allen möglichen sich dauernd wiederholenden Bewegungen passieren, etwa bei einem Marathonlauf, beim ganztägigen Staubsaugen oder eben wenn man den ganzen Tag sitzend verbringt, die Augen stets auf einen Punkt gerichtet sind und die Hand ständig repetitive Bewegungen macht. Interessanterweise kann es sogar im Yoga passieren, wenn man jedes Mal die gleiche Asana auf die gleiche Weise durchführt. Das Wasser wird aus dem Gewebe gepresst, und die Elastizität oder die Regenerationsfähigkeit der Fasern geht verloren. Das bedeutet auch, dass die Faser ihre Viskoelastizität – die Fähigkeit, bei hoher Zugfestigkeit gleichzeitig dehnbar zu sein – verliert.

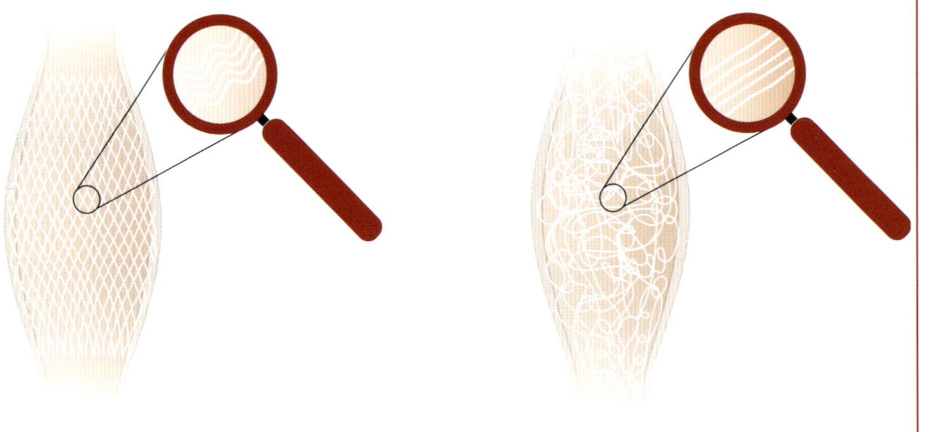

In jungen Jahren sind unsere Faszien noch scherengitterartig angeordnet und zeigen unter dem Mikroskop eine Wellenform (Abbildung links). Sie sorgen so für eine hohe Elastizität des Gewebes. Mit zunehmendem Alter oder bei starkem Bewegungsmangel verliert das Gewebe an Elastizität; die Faszien weisen eine chaotische Struktur sowie unter dem Mikroskop eine verminderte Wellenform auf (Abbildung rechts).

Unterschiedliche Faszienstrukturen

Gesunde Faszien haben eine Gitteranordnung in ihrer Kollagenstruktur und erlauben große Reißfestigkeit und Dehnung. Diese Faszienstruktur (siehe S. 18, Abbildung links) findet man vor allem bei jüngeren und trainierten Menschen. Die elastische Wellenform erlaubt leichte, federnde Bewegungen im Alltag und ermöglicht es uns, uns gelassen von einer Yogaasana zur nächsten zu bewegen. Übrigens lässt es sich auch mit kleinen, hüpfenden, schwingenden Bewegungen besser trainieren.

Bei älteren und verletzten beziehungsweise untrainierten Menschen verfilzt das Gewebe, indem sich die Kollagen- und die Elastinfasern vernetzen oder verkleben. Bei dieser Verklebung durch Kreuzverbindungen oder Querbrückenbildung wird die Elastizität gemindert. Die Verklebung beeinflusst auch die Flüssigkeit der Fasziengrundsubstanz negativ; sie wird zähflüssiger, was wiederum zur Verminderung des Stoffaustauschs führt. Erschreckend ist, dass wir schon ab einem Alter von 35 Jahren von »alten Faszien« sprechen. Außerdem sind die Faszien öfter als früher angenommen für Schmerzen im unteren Rücken sowie für Verspannungsschmerzen in Schultern und Nacken verantwortlich.

Jetzt aber hoffe ich, dass Sie von Ihrem Stuhl aufspringen und sich strecken. Sie werden sich auf der Stelle jünger fühlen. Probieren Sie es einfach aus!

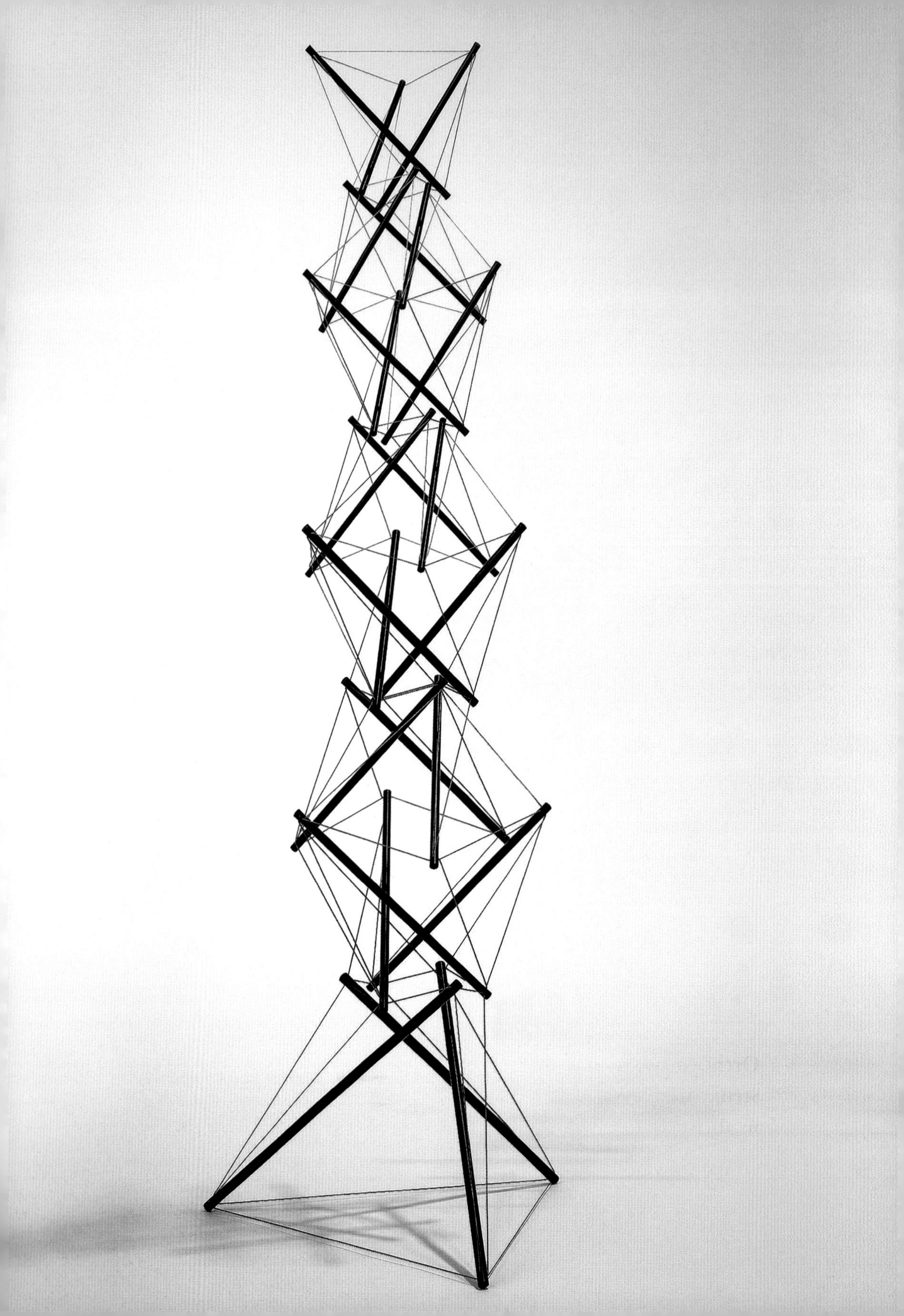

Biotensegrity – wie wir uns bewegen

Für jemanden wie mich, der mit dem weichen Gewebe des Körpers nicht nur in der manuellen Therapie wie dem Rolfing, sondern auch mit Bewegung arbeitet, hat das alte Konzept, Körper als biomechanische Struktur zu sehen, niemals einen Sinn ergeben. Unser Körper ist kein Roboter, sondern ein lebendes, atmendes Netzwerk, in dem Hunderte von Prozessen zur gleichen Zeit stattfinden. Ein Vergleich mit einer Maschine würde dem nicht gerecht werden. Viel interessanter und einleuchtender ist für mich der Begriff »Biotensegrity«; meines Erachtens nach beschreibt er die Struktur des Körpers wesentlich besser.

Zusammenhalt ohne Druck

Tensegrity ist ein Kofferwort, das sich aus den englischen Begriffen »tension« (Spannung) und »integrity« (Zusammenhalt) zusammensetzt. Der Architekt Richard Buckminster Fuller prägte diesen Begriff nach den höchst originellen Kunstwerken von Kenneth Snelson (siehe Fotos S. 20 und 22). Fuller zeigte, dass der Zusammenhalt und die Beständigkeit einer Struktur aus dem Gleichgewicht der Spannungselemente kommt und nicht durch Druckelemente entsteht.

Den daran angelehnten Begriff »Biotensegrity« prägte der US-amerikanische Orthopäde Dr. Stephen Levine. Er überträgt das Prinzip auf biologische Strukturen wie den Menschen. Kurz gefasst besagt er, dass der Körper von allein stabil ist und keine äußere Unterstützung braucht. Wir bewegen uns zwar, fallen dabei aber aufgrund der Erdanziehung weder ständig hin noch auseinander, noch brechen wir zusammen. Im Gegensatz zu einem Gebäude besteht der Körper jedoch nicht aus einer festen und komprimierten Struktur. Wir bestehen aus weichem Gewebe, wenn auch aus verschiedenen Gewebearten, die alle miteinander zu einem organisch gespannten Netzwerk verbunden sind.

Weiches Gewebe statt starrer Struktur

Die meisten biomechanischen Modelle, die wir in der Schule und sogar als Yogalehrer gelernt haben, gehen im Gegensatz dazu davon aus, dass

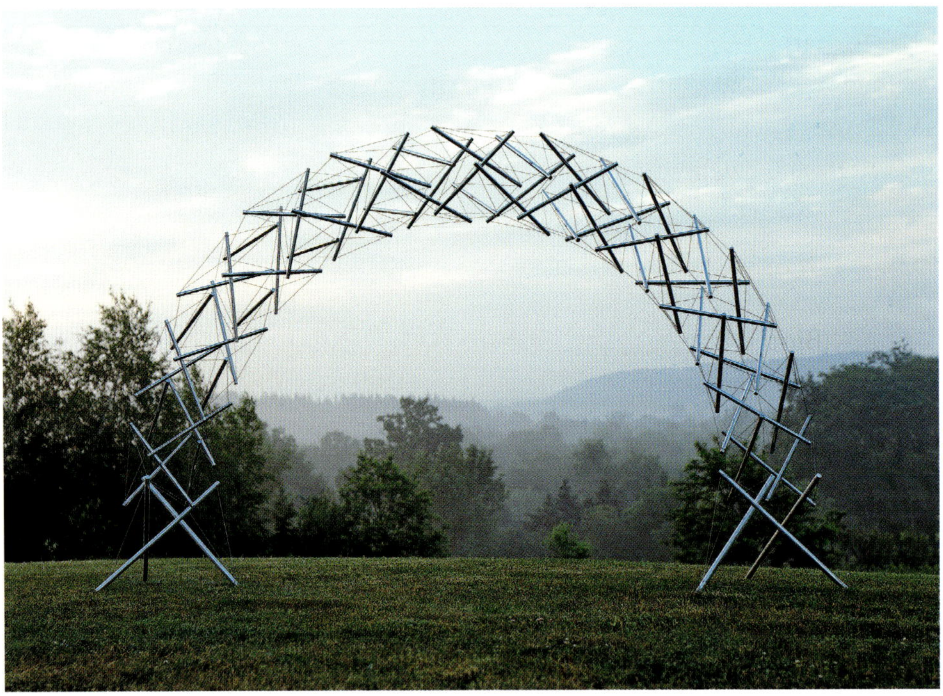

Der Bogen besteht aus Stangen, die mit Seilen verbunden sind. Der Zusammenhalt des Systems hängt von jedem einzelnen Teil ab. Die Kraft verteilt sich über das gesamte System. Der menschliche Körper ist auch ein solches Tensegrity-System.

unser Körper nach linearen Regeln gebaut ist und eine feste, komprimierte Struktur wie etwa ein Haus bildet.

Häuser und andere von Menschenhand geschaffene Strukturen könnte man auch als »compressionegrities« bezeichnen – aus »compression« (Komprimierung, Zusammendrücken) und »integrity«. Der Zusammenhalt dieser Strukturen liegt in einer festen Druckverbindung, einer Komprimierung, vom obersten zum untersten Ziegel – der Druck verläuft ununterbrochen in einer Linie von einem Baustein zum anderen.

So ähnlich haben wir es auch für den menschlichen Körper gelernt: Das Knochengerüst ist ein Paket von Knochen mit einer durchgehend festen Struktur, bei der die einzelnen Muskeln an jedem Knochen hängen und diesen bewegen. Stellen Sie sich die Modelle eines Knochengerüsts oder Skeletts vor, das Sie vielleicht noch aus der Schule kennen oder beim Arzt gesehen haben: Bei diesen Skelettmodellen sind die Knochen durch Drähte miteinander verbunden, in unserem Körper gleiten sie hingegen in weichem Gewebe.

Beweglich und doch formstabil

In einer Biotensegrity-Struktur gibt es ein beständiges Spannungsnetzwerk, in dem die festen Druckelemente in Abständen eingehängt sind. Die Teile, die unter Druck stehen, können sich gegenseitig nicht berühren. Nach Levine und anderen sind nicht einmal die Gelenkknorpel wirklich hart und fest. Sie sind eher weich und bilden auf diese Weise ein formbares Teil des Spannungsnetzwerks, das rund um unsere Gelenke vorhanden ist.

Bei der herkömmlichen Betrachtungsweise des Körpers sehen wir die Knochen als Druckelemente und die Muskeln als gespannte Kabel. In einem Biotensegrity-Körper dagegen gibt es eine strukturelle Wechselbeziehung zwischen den Bestandteilen verschiedener Größen und Größenordnung, bis hinunter zu den Fasern und Zellen.

Das Problem bei der Übertragung eines mechanischen Modells auf den lebenden Körper liegt natürlich darin, dass das Modell bei Experimenten mit unbelebten Objekten entstand. Wenn jedoch eine gesunde Person ein schweres Gewicht heben würde und wir die klassischen Gesetze der Mechanik anwendeten, würden bei dieser Person die Muskeln zerreißen und die Bandscheiben brechen.

In den letzten Jahrzehnten haben Forscher mehr und mehr Beweise gefunden, die ein anderes Modell als das biomechanische zur Beschreibung der Bewegung im Körper unterstützen. Es hat sich gezeigt, dass Knochen und Sehnen eine große Menge Energie speichern und wie eine Sprungfeder zurückgeben können. Das Gewebe kann unter großer Belastung beweglich bleiben und gleichzeitig fest und komplett formstabil sein. Gesunde Knochen drücken sich nicht gegenseitig über ihre Gelenkoberfläche zusammen, stattdessen scheinen sie in weichem Gewebe zu gleiten. Gelenke drehen sich nicht um feste Achsen, sondern ändern während der Bewegung ständig ihre Position. Daher spielen die Faszien eine Hauptrolle bei der Spannungsübertragung und betten Knochen und Muskulatur in ein Spannungsnetzwerk ein.

Relevant auch für Yoga

Wenn Sie schon einmal eine Asana praktiziert haben, bei der Sie Gleichgewicht oder das Gefühl für eine gleichmäßige Kräfte- oder Gewichtsverteilung im ganzen Körper benötigt haben, haben Sie vielleicht die Biotensegrity Ihres Spannungsnetzwerks erfahren.

Der Ansatz meines Faszienyoga liegt darin, den Körper unter ständiger Anspannung von Position zu Position zu beugen und zu strecken. Manchmal passiert das durch das Anspannen der Hände oder der Oberschenkel, um an diesem Punkt mehr Gleichgewicht zu erreichen. Stellen Sie sich vor, Sie stehen in einer Variation der Krieger-Position (siehe S. 67ff.). Um diese Asana bequemer zu halten, müssen Sie die Anspannung nutzen, die durch den ganzen Körper geht, vor allem, da sich Ihr Körper bei jedem Atemzug bewegt.

Probieren Sie nun einmal Folgendes: Gehen Sie in die Asana und benutzen Sie bewusst die Anspannung der Hände. Ziehen Sie auch den angehobenen Fuß ganz besonders stark an. Dann entspannen Sie den Fuß und die Hände und konzentrieren sich mehr auf die Anspannung in beiden Seiten des Oberkörpers und in den Oberschenkeln. Können Sie jetzt spüren, wie sich bei jeder Veränderung der Position Ihr Gleichgewichtssinn und die Bewegung im ganzen Körper verändern?

Das Gleiche gilt auch für die Liegestützposition (Chaturanga tandasana). Wenn Sie die Spannkraft des ganzen Körpers, von der Kopfkrone zu den Fersen nutzen und nicht nur die Kraft aus Ihren Schultern, wird es viel einfacher, in die Position zu kommen und diese zu halten.

Eine andere Sichtweise

Es ist wichtig zu verstehen, dass selbst eine noch so kleine Änderung der Fußposition in einer Asana auch eine Veränderung beispielsweise in der Position des Rumpfes und dadurch der Schultern bringen kann. Darum rege ich meine Yogaschüler an, einfach einmal zu vergessen, dass sie eine Wirbelsäule haben. Es geht darum, sich nicht von der Wirbelsäule her zu bewegen, sondern darum zu verstehen, dass sich die Wirbelsäule in unserem Bindegewebe bewegt. Das ändert das Gefühl dafür, wie wir unseren Körper bewegen. Wenn Sie mit diesem besonderen Gefühl arbeiten, erlauben Sie der Bewegung in einer Asana, größer und flüssiger zu werden, und sich selbst, ganzheitlicher mit dem gesamten Fasziennetzwerk zu arbeiten.

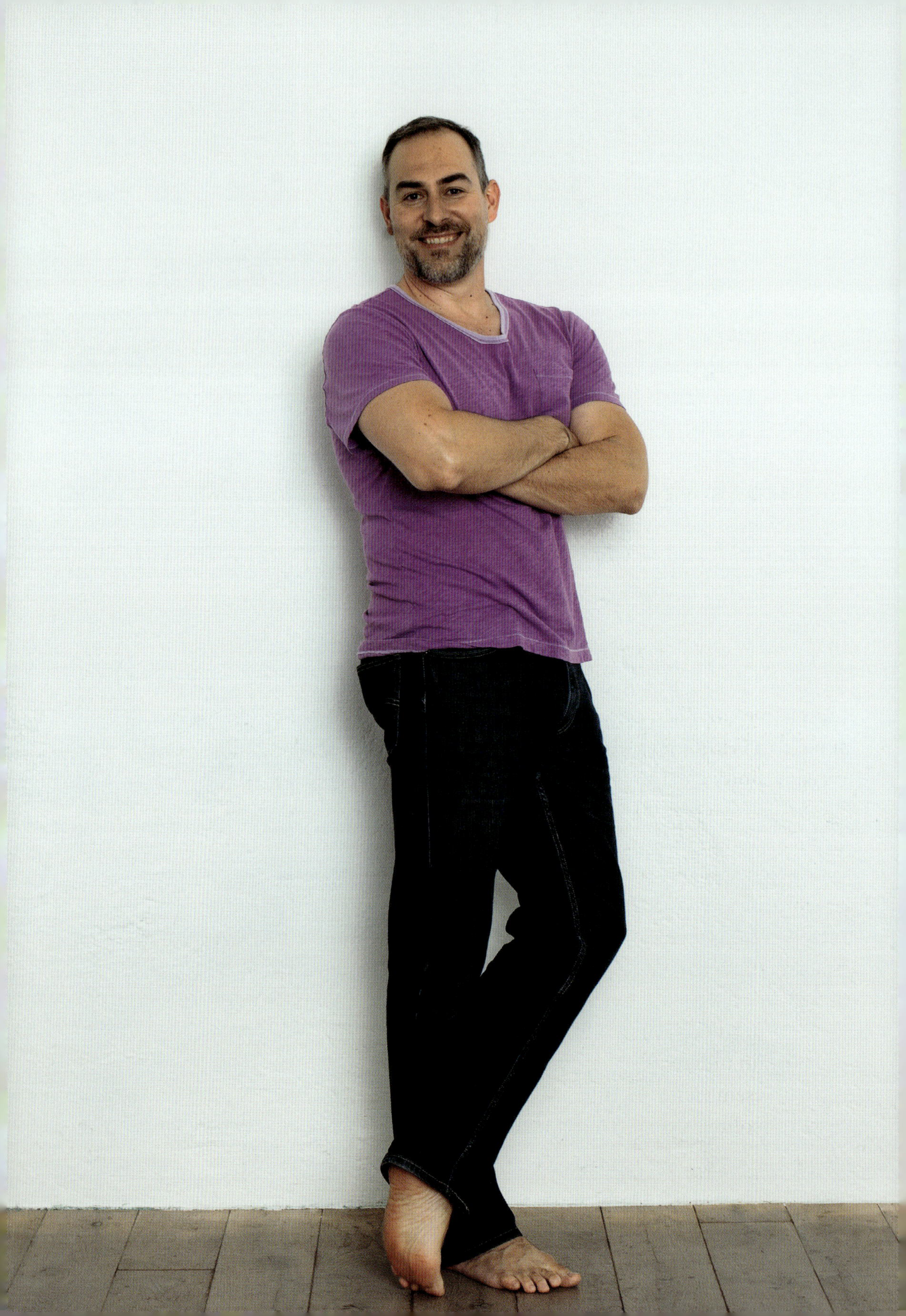

Mein Faszienyoga

Wenn ich einen Körper betrachte, der sich ohne Anstrengung spielerisch und kreativ bewegt, gibt mir das ein Gefühl von Frieden und Freude. Auch wenn ich mich selbst bewege, ganz gleich, ob ich tanze, Yoga übe oder einfach Fahrrad fahre, wird mir bewusst, dass mein Körper etwas geradezu Magisches ist, dass ich lebendig bin und dies auch spüre. Diese Lebendigkeit, dieses »Am-Leben-Sein« ist für mich genau das, was das Leben ausmacht.

Auf der Suche nach dem Am-Leben-Sein

Ich glaube nämlich, dass wir auf der Suche nach dem Am-Leben-Sein sind, dem Gefühl der Lebendigkeit, das unserem Dasein den nötigen Pep verleiht, und viel weniger auf der Suche nach dem Sinn des Lebens. Auf unserer Suche nach diesem Am-Leben-Sein unternehmen wir manchmal Dinge, die uns vom bewussten Erleben des einzelnen Moments entfernen oder sogar abtrennen. Manche dieser Unternehmungen richten sich gegen unsere natürliche Art, zu leben und Dinge zu tun: wenn wir z. B. extreme Sportarten betreiben, bei denen wir unseren Körper wie eine motorgetriebene Maschine benutzen, oder uns in Meditationspraktiken üben, bei denen die Existenz des Körpers aufgelöst werden soll. Wieder andere unterwerfen sich extremen Fastenkuren, geben sich negativen Gedanken hin und dergleichen mehr.

Zu diesem Gefühl, am Leben zu sein, gehören für mich auch Schmerzen. Wir sollten sie nicht verdrängen oder unterdrücken, denn Schmerz

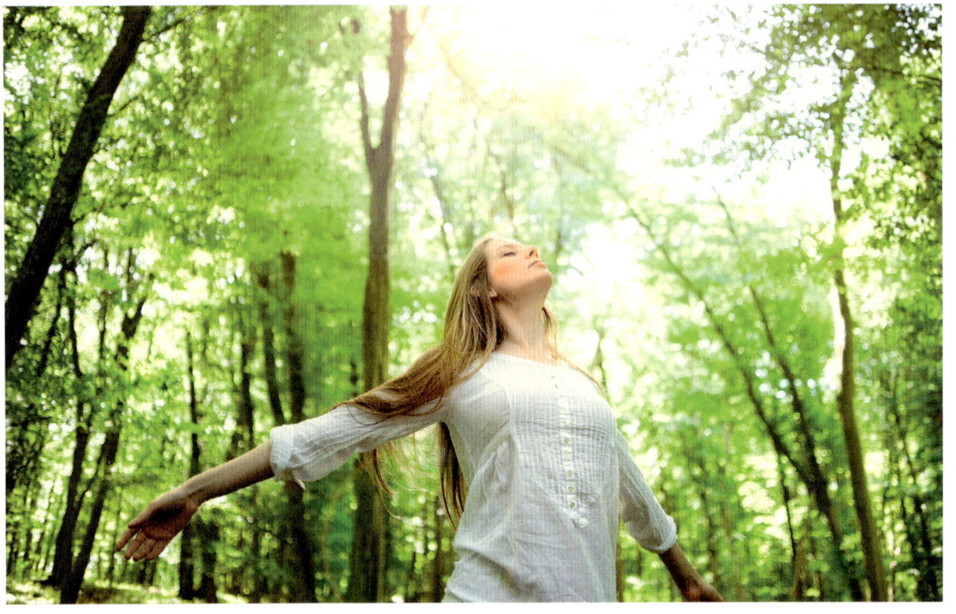

Wie wichtig es ist, sich und seinen Körper hin und wieder einmal ganz zu spüren, bemerken wir oft erst dann, wenn wir Schmerzen haben oder krank werden. Mit Faszienyoga können Sie Beschwerden aktiv vorbeugen.

ist ein deutliches Signal, dass wir etwas an unserem Dasein verändern müssen. Vielleicht müssen wir die Art ändern, wie wir uns bewegen und wie wir unseren Körper einsetzen oder wie wir diese Bewegungen wahrnehmen und beurteilen. Schmerzen im unteren Rücken, Gelenk- und Muskelschmerzen sind für mich eine Lektion hinsichtlich des Am-Leben-Seins im eigenen Körper.

Der Körper als Spiegel der Person

Für mich als Rolfer hat jeder Körper seine eigene Geschichte und ist gleichzeitig der Spiegel dieser Person. Das bedeutet, wenn sich jemand bewegt, kann ich allein anhand dieser Bewegungen die Person erahnen, die in dem Körper steckt. Wenn ich an jemandem Rolfing praktiziere, ist das exakt der Weg, den ich beschreite: Ich versuche, in einem Körper die gesamte Geschichte und die ganze Person dahinter zu erkennen. Gemeinsam mit meinem Rolfingkunden arbeite ich daran herauszufinden, welche Lektionen für das Dasein wohl zu lernen sind. Vielleicht muss sich der Patient aufrechter halten, aber er hat einfach nicht die Kraft dafür? Vielleicht steht er gebeugt, weil die gesamte Energie durch seine Atmung blockiert wird?

Ursprünglich habe ich mit Iyengar-Yoga begonnen, einer klassischen und sehr klaren Yogarichtung. Als ich immer weiter ins Rolfing eintauchte, begann ich, auch die einzelnen Yogahaltungen und die Körper der Yogapraktizierenden unterschiedlich zu sehen. Heute weiß ich, dass kein Yogaübender die Asana so ausführen können muss, wie sie in den Hochglanzmagazinen abgebildet ist oder wie es manche Yogalehrer apodiktisch vorschreiben und unterrichten. Aus meiner Sicht sollen die Übungen vielmehr so ausgeführt werden, wie es die Geschichte des eigenen Körpers in diesem Moment gerade zulässt, um damit das Am-Leben-Sein wirklich fühlen zu können. In meiner Rolfingpraxis achte ich deshalb sehr auf kleine Achtsamkeitsübungen. So können wir beispielsweise die Bewegung unseres Beckens beim Gehen verändern, indem wir uns den Unterschied vor Augen führen, was es heißt, bewusst auf den Boden aufzutreten oder einfach gedankenlos die Füße voreinander zu setzen.

Was es heißt, lebendig zu sein

Yoga kann so einfach oder so kompliziert sein, wie die verschiedenen Anbieter von Yogakursen es wollen. Alles hängt davon ab, nach welcher Yogaschule man sich richtet oder auf welchem speziellen Yogastil der Schwerpunkt liegt. Heute gibt es so unendlich viele Yogastile und Richtungen, dass man sich kaum noch auskennt. Dabei hat Yoga in seiner ursprünglichen Form wohl niemals danach gestrebt, Körper und Geist und unser Sein voneinander zu trennen, so wie das heutzutage leider häufig passiert. Für mich bedeutet Yoga zu praktizieren herauszufinden, was es heißt, lebendig zu sein. Das kann man nicht erreichen, indem man seinen Verstand und seine Gefühle vor der Studiotür zurücklässt, wenn man in einen Yogakurs geht.

Kombination aus Yoga und Rolfing

Seit etwa zehn Jahren praktiziere ich nun schon eine Form des Hatha-Yoga, kombiniert mit Rolfing. Dabei spielen die Faszien wie auch die Eigenwahrnehmung eine wichtige Rolle.

Ich experimentiere schon seit Langem damit, Konzepte aus dem Rolfing in meine Yogastunden zu integrieren, beispielsweise das Biotensegrity-Konzept. Dieser Weg führt weg von der klassischen Anatomielehre, wie sie die Schulmedizin bis heute vermittelt, hin zur Bewegung über das Bindegewebe. Dadurch kann ich bei den einzelnen Asanas kleinen Bewegungsimpulsen nachspüren, um die Eigenwahrnehmung zu verbessern, und entdecken, wie ich Bewegungen gezielt einsetzen kann, um Schmerzen zu lindern.

Als dann vor fünf Jahren ein Medienhype rund um die Faszien aufbrandete, war es für mich nach längeren Überlegungen naheliegend, meine Art des Yoga konsequenterweise »Faszienyoga« zu nennen. Und ich verspreche Ihnen: Sie werden sich bereits nach den ersten Übungen viel besser fühlen.

Warum Faszienyoga gut für Sie ist

Vielleicht fragen Sie sich jetzt, ob Sie Faszienyoga wirklich brauchen. Die Faszien sind ja keine neue Entdeckung, vielmehr sind sie als Teil des menschlichen Körpers schon lange bekannt. Und natürlich haben wir die Faszien, wenn vielleicht auch unwissend, im Yoga trainiert, denn das kör-

Die Abwechslung macht's!

Genau so schädlich wie gar keine Bewegung können einseitige Bewegungen sein. Wenn Sie beispielsweise bei der Arbeit viel sitzen und dann abends zum Ausgleich lange Strecken laufen oder vielleicht an Spinningstunden im Fitnessstudio teilnehmen, kann es gut sein, dass Sie topfit sind, andererseits diese Art der Bewegung für Ihr myofasziales Netz eine negative Belastung darstellt. Die dauerhaft gleiche Zugspannung über das Fasziennetz, ohne Variationen über die Gelenke, kann unter anderem zu Verkürzungen und zu einer Verfilzung der Faszien an der Beinaußenseite und im unteren Rücken führen.

perbetonte Yoga versteht sich intuitiv gut mit der Arbeit an den Faszien. Die Forschung und die daraus entstandenen Erkenntnisse können zusätzlich helfen, die Asanapraxis noch besser zu verstehen und daher zu vertiefen. Durch dieses neue Wissen können wir nun effektiver üben und langfristig vorbeugend gegen Rückenschmerzen und andere Beschwerden vorgehen.

Natürlich trainieren wir beim Yoga die Faszien und die Muskeln nicht getrennt voneinander. Beim Yoga können gleichzeitig das Nervensystem, der Kreislauf, die Atmung, die Lymphe und dergleichen mehr involviert sein. Neue Ergebnisse verschiedener Forschungsgruppen haben bewiesen, dass Muskeln und Faszien auf Training unterschiedlich reagieren und deshalb das Bindegewebe andere wirksame Trainingsimpulse braucht als die Muskelfasern.

Wie wir die myofaszialen Strukturen – das sind Faszien und Muskeln zusammen – belasten und wie oft wir das tun, hat deshalb unterschiedliche Auswirkungen auf unseren Körper. So brauchen die eher sehnigen Faszien relativ hoch dosierte Belastungen, um auf ein Training zu reagieren, während das bei den intramuskulären Faszien bereits bei weniger Belastung der Fall ist.

Bewegungsvarianten beim Faszienyoga

Die Faszien brauchen jedoch mehr als nur Dehnung und Streckung, wie man es üblicherweise im Yoga kennt und praktiziert. Dafür wenden Sie nun zusätzlich andere Bewegungen an, die für Yoga eher untypisch sind, beispielsweise ein leichtes Hüpfen.

Die meisten Menschen werden das kennen: Wenn sie zu Hause Yoga üben, neigen sie eher dazu, die Asana auszuführen, die sie beherrschen und mögen. Dies sind auch oft die Übungen, die gut zu ihrer normalen

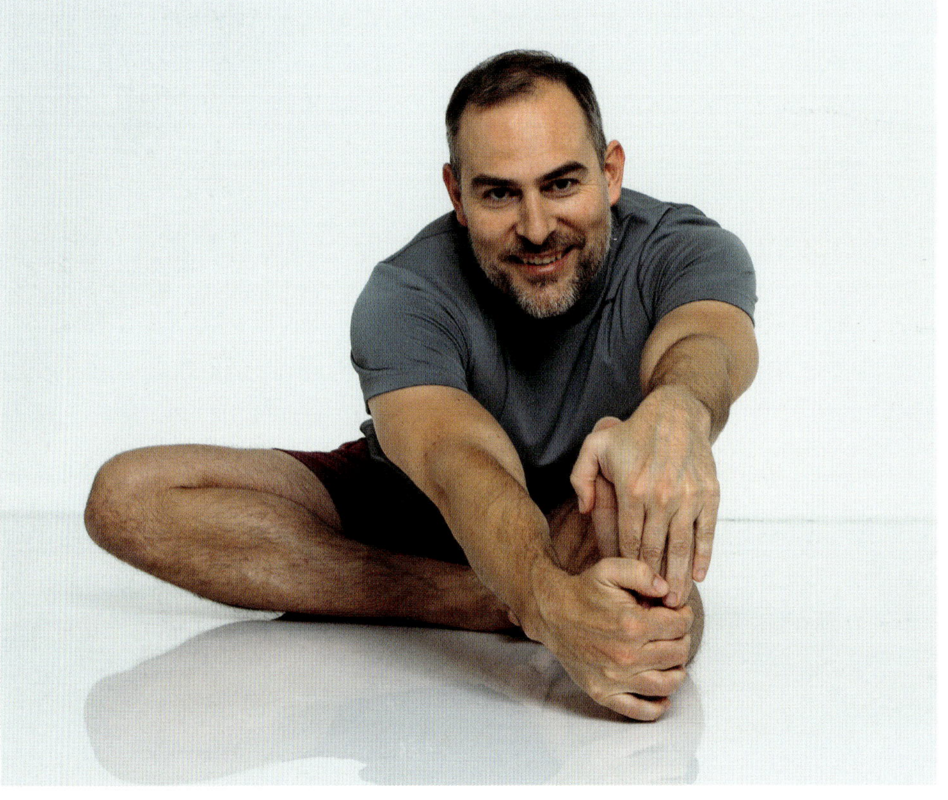

Faszienyoga kombiniert Dehnung und Streckung der Yogaübungen mit weiteren Bewegungsformen, z. B. einem leichten Hüpfen, die besonders Ihren Faszien guttun.

Körpererfahrung passen. Allerdings sind das in der Regel sehr einseitige Bewegungen. Auch wenn Sie zum Yogaunterricht gehen und man Ihnen dort im Prinzip immer den gleichen Ablauf und die gleiche Asanapraxis bietet, haben Sie logischerweise nicht das ganze Potenzial Ihrer Faszien genutzt oder bearbeitet. Yoga kann in seiner Ausführung sehr linear sein; ein gesundes myofasziales Netz braucht aber ständig neue Variationen der Bewegung in verschiedenen Zugrichtungen um die Gelenke herum. Deshalb empfehle ich Ihnen, Ihre Asanapraxis anzupassen, sie öfter zu variieren und mit anderen Elementen zu ergänzen, damit Sie die Faszien nicht nur dehnen, sondern vor allem auch formen und beleben und damit die Faszienkommunikation verbessern können. Zum Glück ist Yoga vielseitig und anpassbar; daher ist es leicht, die eigene Asanapraxis immer wieder zu verändern. Mit ein wenig Zeit können Sie dann auch die Faszien ohne besondere Vorplanung bearbeiten.

Und der spirituelle Aspekt?

Manchmal geben meine Schüler zu bedenken, dass man doch den spirituellen Aspekt des Yoga vergessen würde, wenn man sich so auf die Wissenschaft und eine Veränderung der Yogapraxis konzentriert. Aus meiner Sicht geschieht aber genau das Gegenteil, abgesehen davon, dass jeder den spirituellen Aspekt seines Yoga selbst definieren sollte.

Wie schon am Anfang des Kapitels (siehe S. 27f.) erwähnt, erreiche ich die Verbindung von Körper und Seele darüber, dass ich selbst lange Zeit nach meiner Übungspraxis diese absolute Lebendigkeit des Körpers spüren kann. Dies geschieht für mich durch die achtsame Wahrnehmung meines Körpers und meiner Gedanken, wissend, wie wichtig auch die Faszien bei unserer Körperwahrnehmung sind. Und das erklärt auch, warum mein Faszienyoga gut für Sie sein wird.

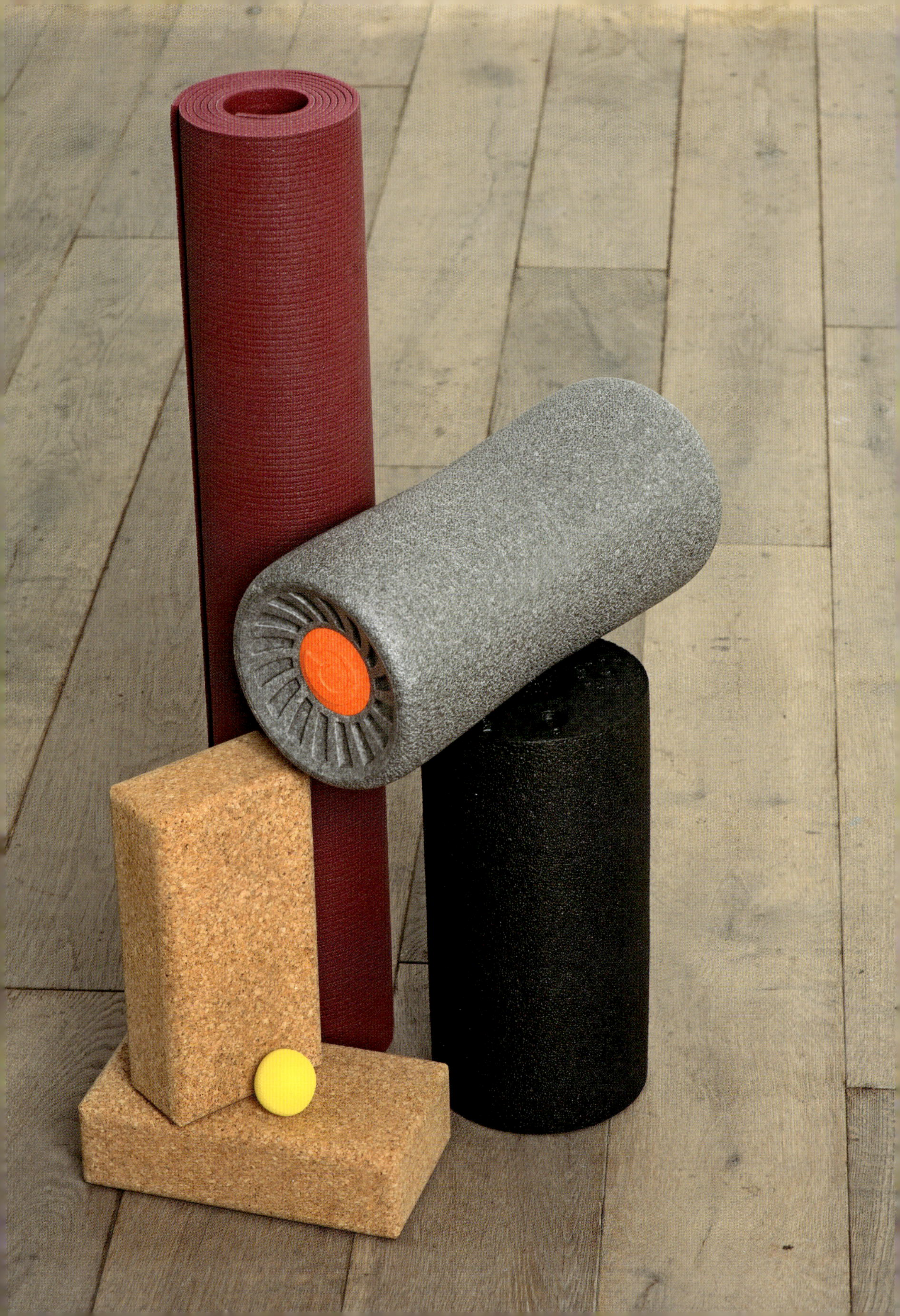

Prinzipien der Übungspraxis

Bevor wir mit den Asanas beginnen, beschäftigen wir uns mit dem Aufbau des Übungsprogramms. Wenn Sie das Prinzip der Übungen und Asanas verstanden haben, können Sie die Übungen nach und nach auch variieren – was, wie bereits erwähnt, deswegen wichtig ist, weil die Faszien in verschiedene Richtungen und mit verschiedenem Belastungsgrad beansprucht werden möchten!

Schwingen und Hüpfen zum Aufwärmen

Diese Form des Aufwärmens für die folgenden Asanas sieht ein wenig aus wie die Übungen, die unsere Großeltern in ihren Gymnastikstunden gemacht haben. Wenn wir die Arme schwingen lassen, auf der Stelle hüpfen und die Gliedmaßen ausschütteln, wacht der Körper auf, und die Körperwahrnehmung wird direkt aktiviert.

Dynamisches Dehnen

Vielleicht haben Sie gelernt, beim Dehnen nicht zu wippen oder sich zu bewegen, da man annahm, dass durch schnelle Zugspannung an den Sehnen die Verletzungsgefahr größer sei. Die wissenschaftliche Forschung der letzten Jahre hat dagegen gezeigt, dass dies nicht der Fall ist und die Faszien eben genau einen anderen Reiz als anhaltendes Dehnen brauchen, um in all ihren Facetten stimuliert zu werden.

Aktivitäten der Faszien

Die Anordnung der Faszien bezieht sich immer auf den Verlauf der Muskelfasern: Sie verlaufen parallel oder quer (transversal) zu ihnen, setzen sie an den Enden in den Sehnen (seriell) fort oder sind außerhalb des Muskels (extramuskulär) angeordnet.

Die Grafik oben links (A)
zeigt den Ruhezustand: Muskel und Faszien sind entspannt.

Die Grafik oben rechts (B)
zeigt den Zustand z. B. beim Krafttraining:
Der Muskel zieht sich zusammen, wird verkürzt und breiter, die quer verlaufenden Faszien werden in die Länge gedehnt, und auch die seriellen Faszien in den Sehnen reagieren.

Die Grafik unten links (C)
zeigt den Zustand bei passiver Dehnung:
Der Muskel verlängert sich ohne Kontraktion, die parallel und außerhalb des Muskels verlaufenden Faszien werden mitgedehnt.

Die Grafik unten rechts (D)
schließlich zeigt den Zustand bei dynamischer Dehnung oder Dehnspannung:
Der Muskel ist aktiv angespannt und wird gleichzeitig mit dem oder gegen den Widerstand gedehnt. Nahezu alle Faszienfasern werden stimuliert.

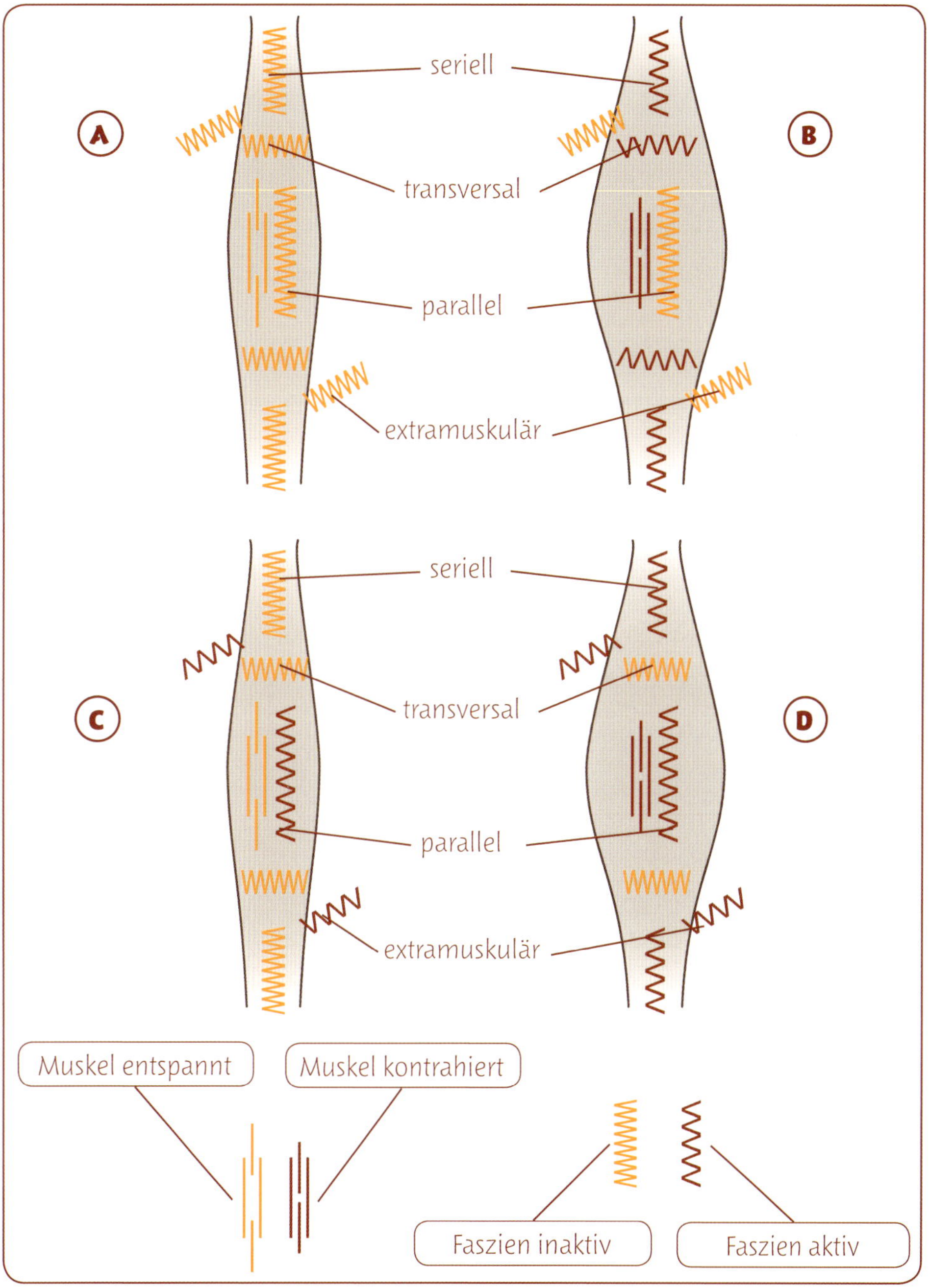
seriell
A
B
transversal
parallel
extramuskulär
seriell
C
D
transversal
parallel
extramuskulär
Muskel entspannt
Muskel kontrahiert
Faszien inaktiv
Faszien aktiv

Beim dynamischen Dehnen benutzen wir die aktive Anspannung von Muskeln in einer Haltung, um diese dann lockerzulassen und wiederum anzuspannen. Zusätzlich machen wir kleine wippende oder feine Schaukelbewegungen mit dem Becken, wenn wir in einer Asana sind. Wir konzentrieren uns auf Körperpunkte weit weg voneinander, damit wir die längstmögliche myofasziale Kette beanspruchen, also beispielsweise auf die Finger- und die Zehenspitzen. Gleichzeitig können wir auch mit der Atmung großen Einfluss auf die Dehnung nehmen, etwa durch die myofasziale Atemtechnik (siehe S. 57).

Statisches Dehnen

In der statischen Dehnung suchen wir die wahrnehmbare maximale, aber dennoch bequeme Dehnspannung. Wir halten diese Dehnspannung, bis das Dehnsignal nachlässt, und ändern oder vertiefen dann die Position. Wichtig ist aber in beiden Fällen, dass wir immer wieder die Dehnungsrichtung ändern, kleine Änderungen an der Fuß- oder Handposition vornehmen, um damit möglichst viele verschiedene Bereiche um die Gelenke herum anzusprechen.

Sensorische Verfeinerung – Propriozeption

Wir haben in der Yogapraxis Erfahrungen gesammelt, wie wichtig es ist, wirklich zu spüren, wie sich der Körper von Asana zu Asana bewegt. Das gilt auch für die Wahrnehmung der Füße, dafür, was wir mit den Händen und dem Kopf machen, und dafür, wo sich der Körper im Raum befindet. Es ist wichtig zu spüren, wo sich die Füße oder das Becken in einer Asana befinden, ohne dafür nach unten sehen zu müssen. Deshalb baue ich hin und wieder gern spielerische, dynamische Versionen der gerade geübten Asana in meine Praxis ein, beispielsweise die tanzende Kobra (siehe S. 109ff.).

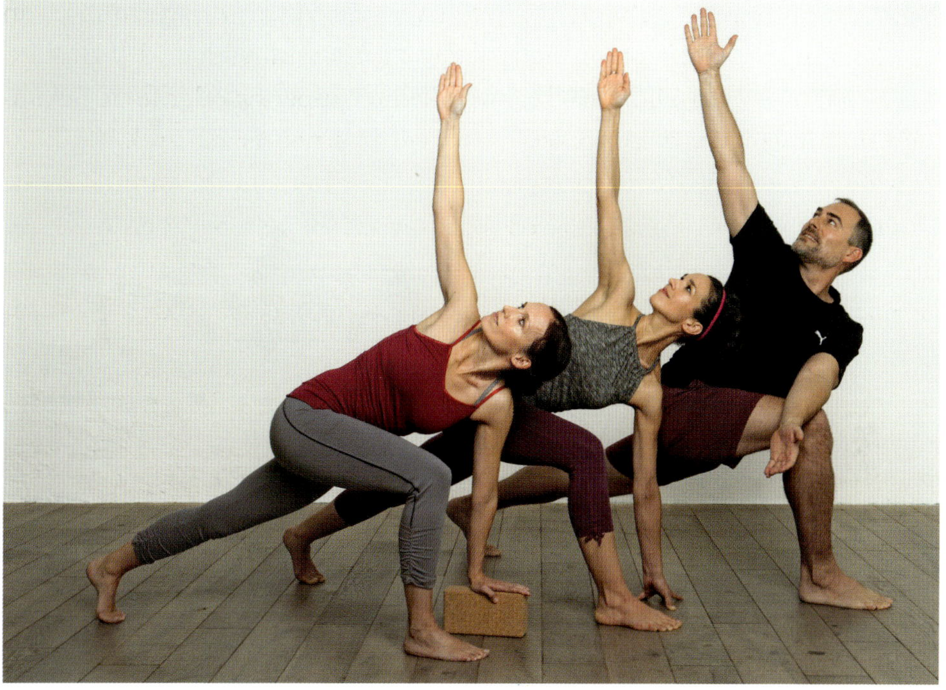

Es empfiehlt sich, die Faszienyogaübungen Ihrem Bindegewebstyp anzupassen. Ob Sie eher ein Schlangenmensch (Mitte), ein normaler Typ (hinten) oder ein Wikinger (vorn) sind, erfahren Sie im Test auf den Seiten 40 bis 45.

Beleben der Faszien

Nicht nur mit den Dehnübungen, auch mit mechanischem Druck ändern wir den Wassergehalt im Gewebe. Am Ende der Faszienyogastunde benutze ich mechanischen Druck durch die Faszienrollen (siehe S. 114ff.), um den Stoffwechsel des Gewebes anzuregen. Bei den Übungen mit den Faszienrollen wird wie bei einem Schwamm das Wasser aus dem Gewebe gedrückt, wenige Minuten später wird es durch Zuckermoleküle (Hyaluron) wieder aufgenommen. Dadurch verbessern sich der Stoffwechsel und der Lymphabfluss, gleichzeitig werden die Faszien belebt.

Special

Welcher Bindegewebstyp sind Sie?

Bevor Sie nun mit dem Faszienyoga loslegen, ist es ratsam, Ihren Bindegewebstyp zu kennen. Dies dient der Prävention und auch zur Motivation. So sollten sehr gelenkige Menschen bestimmte Dehnungen in den Asanas anders ausführen als Menschen, die eher unbeweglich sind. Manchmal begegnen mir in meinem Unterricht Teilnehmer, die frustriert darüber sind, dass sie keinen Spagat machen können. Ob jemand aber einen Spagat machen kann oder nicht, ist vor allem genetisch bedingt: Ein sehr festes Bindegewebe verhindert dies nämlich. Dennoch können Menschen mit festem Bindegewebe durch Übung und Änderungen in ihrer Asanapraxis mehr Elastizität im Gewebe gewinnen. Deshalb hängt die Motivation sehr vom Wissen über den eigenen Körpertyp ab. Man erspart sich viel Frust, wenn man beispielsweise weiß, dass man aufgrund der genetischen Veranlagung keinen Spagat machen kann.
Die meisten von uns merken nach etwa einer halben Minute Dehnung, dass sie dann weiter in diese Dehnung gehen können. Leider ist diese scheinbar gewonnene Flexibilität nicht nachhaltig. Häufig nimmt das Gewebe in kurzer Zeit, nach etwa zwei Stunden, wieder seine ursprüngliche Form an und verliert an Energie und Widerstandskraft. Was wir im Faszienyoga dagegen eher anstreben, ist eine andauernde Elastizität, damit die Faszien eine hohe Spannung aushalten und diese federnd weitergeben können.

Wikinger und Schlangenmenschen

Seit den 1950er-Jahren sind viele Tests und Bewertungen zu Menschen mit sehr weichem Bindegewebe veröffentlicht worden. Der Forscher Dr. Robert Schleip hat eine Einteilungsskala vorgeschlagen, die vom Wikinger – einer Person mit sehr festem Bindegewebe – bis zum Schlangenmenschen – einer Person mit sehr weichem Bindegewebe – reicht. Ich habe diese Einteilung übernommen, spreche jedoch eher von einem »grazilen« Schlangenmenschen und vom »muskulösen, kompakten« Wikingertyp.

Meiner Erfahrung nach gibt es in der Wikingerkategorie mehr Männer als Frauen. Ich denke, dass das auch einer der Gründe dafür ist, warum viele Männer sich nicht von Yoga angesprochen fühlen. Es tut dem männlichen Ego wohl nicht so gut, wenn »Mann« zwischen all den beweglichen Schlangenmenschen als Einziger beim Bücken die Hände nicht auf den Boden bringen kann. Doch auch weiche Bindegewebstypen haben ihre Nachteile. Sie leiden öfter unter Gleitwirbeln, Cellulitis und Dehnungs- oder Schwangerschaftsstreifen. Die Wikinger wiederum haben oft mit Problemen der Achillessehne oder der Schultern zu kämpfen. Die meisten von uns sind im mittleren Bereich der Skala zu finden, also zwischen Schlangenmensch und Wikingertyp.

Unterschiedliche Übungspraxis

Wenn Sie wissen, welcher Typ Sie sind, können Sie Ihre Übungspraxis entsprechend anpassen. Tendieren Sie eher in Richtung Schlangenmensch, ist es ratsam, die entspannten Dehnungsvariationen zu meiden und sich auf die in den Übungen beschriebenen kleinen Wippbewegungen zu konzentrieren. Sie straffen das Bindegewebe, was wir beim Wikingertyp gerade vermeiden wollen. Sind Sie also eher Letzterer, können Sie sich aller Übungsformen bedienen, von der lang gehaltenen Asana bis zu den unterschiedlichen Dehnübungen. Arbeiten Sie dabei aber konzentriert mit der Atmung, damit Sie in der Dehnung dahinschmelzen und die spürbare »Chilisoße« (siehe S. 11) genießen! Anders als die Schlangenmenschen können Sie besondere Freude an den verschiedenen Arten von Dehnung haben und somit gut an der Elastizität Ihrer Faszien arbeiten.
Sind Sie bereit herauszufinden, welcher Bindegewebstyp Sie sind?
Hier kommt der Test! Er basiert in den Grundzügen auf der Arbeit von Dr. Robert Schleip.

Special

Bin ich ein Schlangenmensch?

1. Können Sie sich mit durchgestreckten Knien vorbeugen und problemlos die Hände auf den Boden bringen?
Nein = 0 Punkte, Ja = 1 Punkt

2. Strecken Sie einen Arm zur Seite aus. Können Sie den Ellenbogen nicht nur gerade halten, sondern auch noch überstrecken?
Nein = 0 Punkte, Ja = 1 Punkt pro Arm

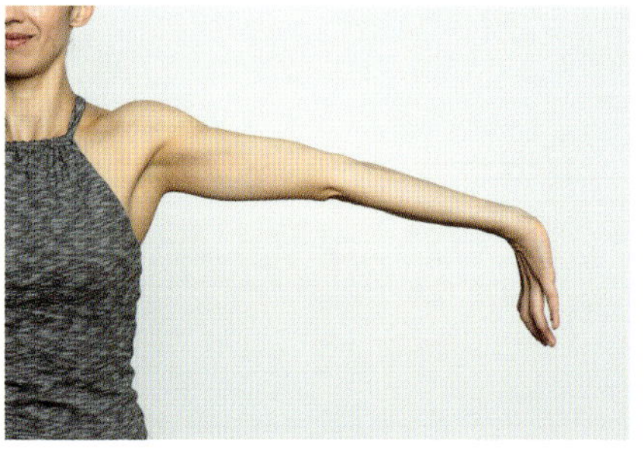

3. Setzen Sie sich auf den Boden und strecken Sie die Beine aus. Drücken Sie die Knie möglichst weit durch. Bilden Ihre Beine nun einen leichten Bogen, und heben sich die Fersen vom Boden ab?
Nein = 0 Punkte, Ja = 1 Punkt pro Bein

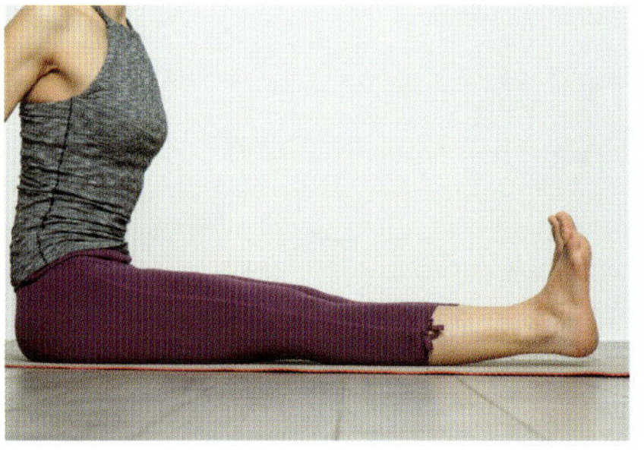

Special

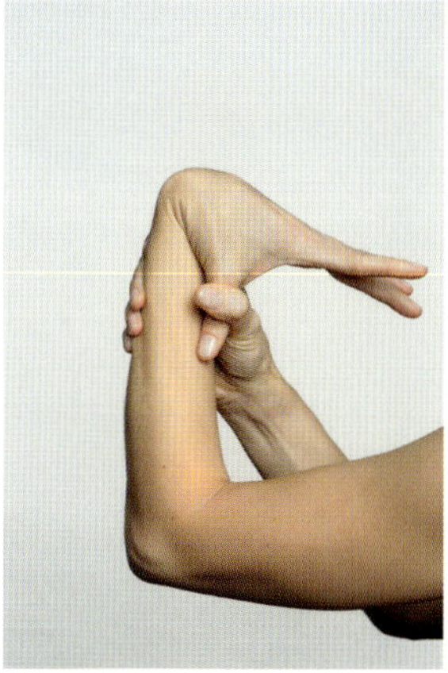

4. Versuchen Sie, mit dem Daumen der einen Hand den Daumen der anderen Hand in Richtung Unterarm zu ziehen. Berührt der Daumen den Arm?
Nein = 0 Punkte, Ja = 1 Punkt pro Hand

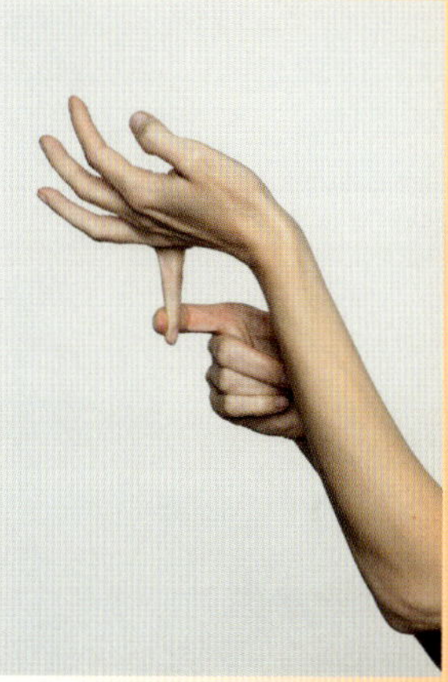

5. Können Sie den kleinen Finger mehr als 90 Grad nach hinten in Richtung Handrücken biegen?
Nein = 0 Punkte, Ja = 1 Punkt pro Hand

Auswertung: Sie sind eher ein Schlangenmensch, wenn Sie 6 oder mehr Punkte erreicht haben. Sie haben nicht mehr als 2 Punkte bekommen? Dann probieren Sie doch den Wikingertest.

Bin ich ein Wikinger?

Wenn Sie im Test für Schlangenmenschen nicht mehr als 2 Punkte bekommen haben, geben Sie sich 3 Wikingerpunkte, bevor Sie mit dem nächsten Teil des Tests fortfahren.

1. Versuchen Sie, die Hände hinter dem Rücken zusammenzubringen. Es spielt keine Rolle, welche Hand oben ist. Wenn der Abstand zwischen den

Händen mehr als anderthalb Handlängen beträgt, bekommen Sie 1 Punkt.

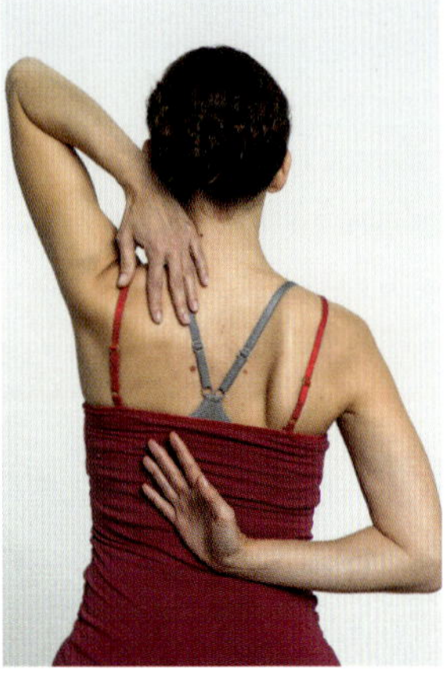

2. Setzen Sie sich auf einen Hocker und drehen Sie Oberkörper und Kopf so weit wie möglich nach rechts und dann nach links, ohne das Becken und die Beine mitzudrehen. Wenn Sie weder links noch rechts so weit kommen, dass Ihre Nasenspitze im 90-Grad-Winkel zu Rumpf und Beinen zur Seite zeigt, bekommen Sie 1 Punkt.

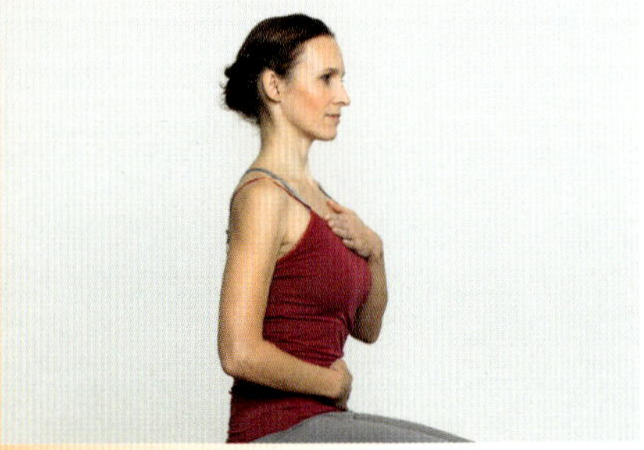

3. Bleiben Sie auf dem Hocker sitzen und legen Sie eine Hand auf den Unterbauch, wobei der Daumen den Bauchnabel berührt. Die andere Hand legen Sie auf das Brustbein. Versuchen Sie nun, das Brustbein nach oben zu strecken, ohne die untere Hand zu bewegen. Wenn Sie in dieser Streckbewegung nicht mehr als eine Handbreit zwischen den beiden Händen erreicht haben, bekommen Sie 1 Punkt.

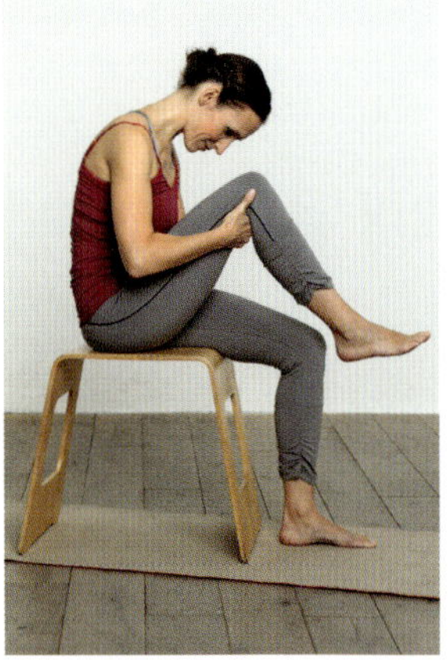

4. Bleiben Sie auf dem Hocker sitzen und versuchen Sie, die Stirn und ein Knie zusammenzubringen. Wenn Sie die Stirn nicht mit einem Knie berühren können, bekommen Sie 1 Punkt.

Special

5. Bücken Sie sich aus dem Stand mit gestreckten Beinen nach vorn und versuchen Sie, die Hände auf den Boden zu bringen. Wenn der Abstand zwischen den Fingerspitzen und dem Boden eine Handlänge oder mehr beträgt, bekommen Sie 1 Punkt.

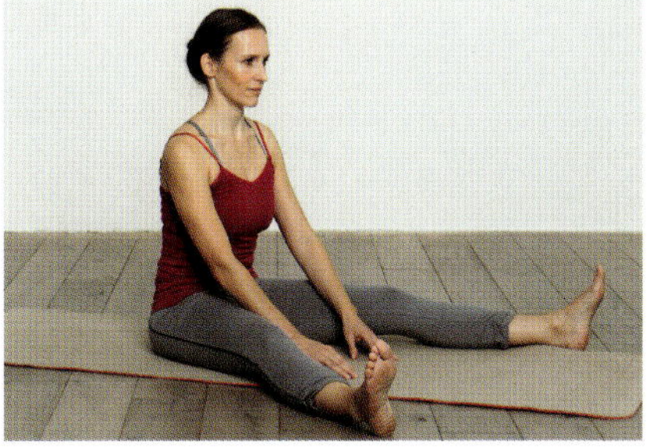

6. Wenn Sie in der Grätsche auf dem Boden sitzen und die Beine nicht weiter als 50 Grad auseinanderbekommen, erhalten Sie 1 Punkt.

Wenn Sie männlich und über 35 Jahre alt sind, ziehen Sie 2 Punkte ab. Sind Sie maximal 35 und männlich, ziehen Sie 1 Punkt ab. Sind Sie weiblich und über 35 Jahre alt, ziehen Sie ebenfalls 1 Punkt ab.

Auswertung:
5–9 Punkte: Sie sind eine echte Wikingerin oder ein echter Wikinger! Ihnen fällt es wahrscheinlich sehr schwer, die Dehnung beim Yoga zu genießen. Aber nicht den Mut verlieren! Auch Sie können Ihre Faszien gut in der Dehnung bearbeiten. Denken Sie vor allem auch daran, dass wir lieber elastisches Gewebe haben möchten, als im Spagat sitzen zu können.
3–4 Punkte: Sie sind wahrscheinlich nur etwas eingeschränkt in Ihrer Beweglichkeit, genetisch neigen Sie eher zum Schlangenmenschen. Sie haben die Möglichkeit, durch die Übungen des Faszienyoga mehr Elastizität in Ihren Körper zu bringen.
1–2 Punkte: Sie haben nur einige lokale Unbeweglichkeiten und sind daher genetisch eher kein Wikinger.

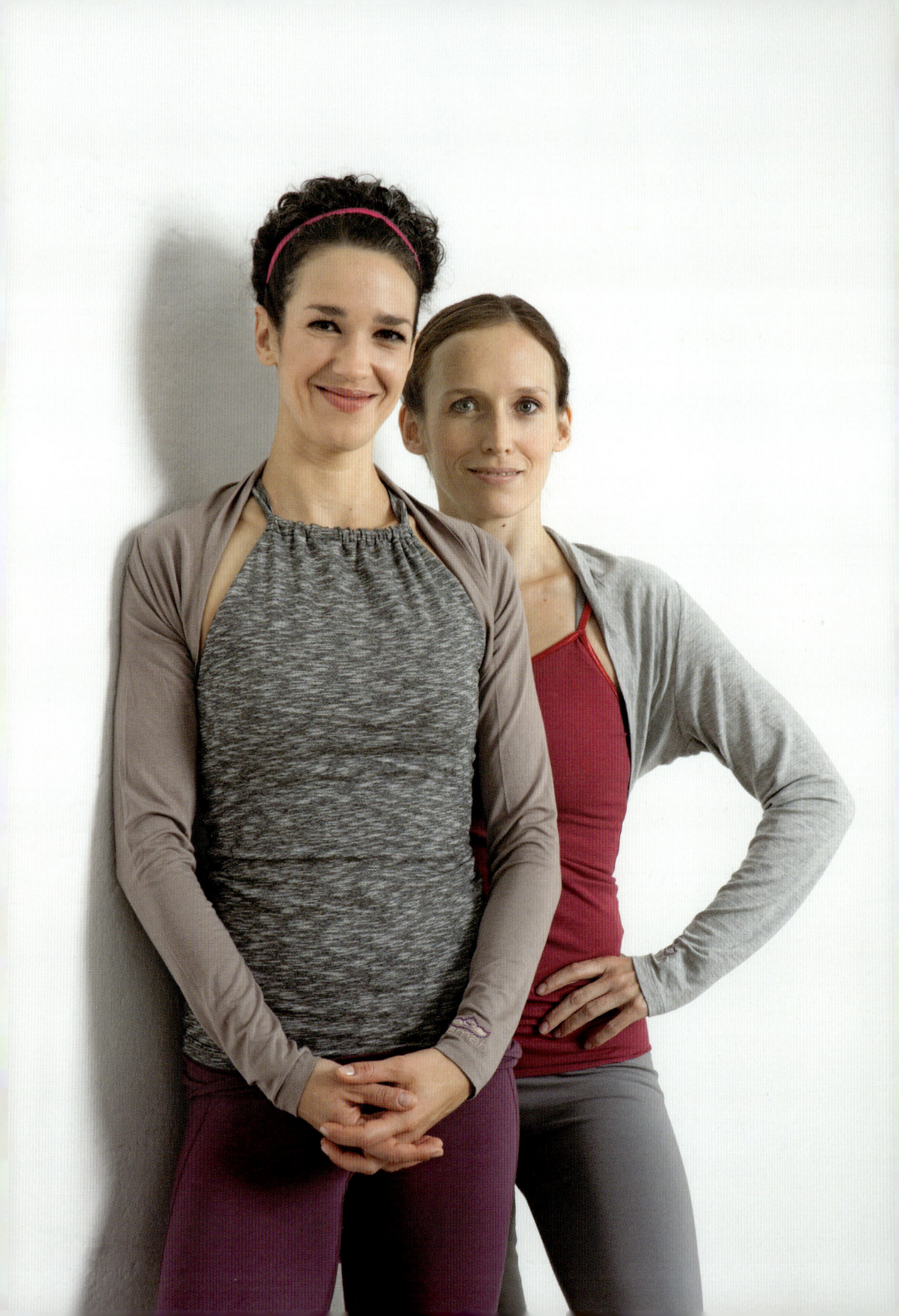

Die Übungen

Nun beginnen wir mit der Praxis. Zunächst führe ich Sie durch einige vorbereitende Übungen, anschließend kommen wir zu den sechs Grundübungen des Faszienyoga. Jetzt geht es also richtig los. Sind Sie bereit?

Zur Vorbereitung

Die nun folgenden Übungen sind dazu gedacht, Sie für die Asana vorzubereiten, Sie können sie jedoch auch einfach in Ihren Alltag einbauen. Führen Sie die Übung »Let it roll« nebenbei beim Zähneputzen durch oder lassen Sie die Arme und Beine beim Spazierengehen mitschwingen.

Jump like a kangaroo – land like a Ninja!

Die beste Möglichkeit zum Aufwärmen ist ein echtes Kinderspiel. Damit aktivieren Sie auch die Elastizität der Faszien, besonders derjenigen, die auf der Rückseite des Körpers von den Fußsohlen bis zum unteren Rücken verlaufen. Spannen Sie die Gürtel-Bandha (siehe S. 59) an und strecken Sie die Arme fest nach unten; so können Sie den gesamten Körper anspannen. Rollen Sie nun mit so viel Schwung über den ganzen Fuß bis auf die Zehenspitzen, dass Sie dabei leicht in die Luft springen können. Anschließend landen Sie zuerst auf den Zehenspitzen und rollen dann über den ganzen Fuß nach hinten ab, bis Sie wieder fest auf dem Boden stehen. Ziel der Übung ist es, so mühelos wie ein Känguru zu springen und so geräuschlos wie ein Ninja zu landen. Das bringt das Blut in Wallung und macht die Faszien saftig!

Let it roll!

Für diese Übung benötigen Sie ein kleines, weiches Bällchen. Ich benutze z. B. einen Übungsball für Golf aus Schaumstoff, er eignet sich besser als das harte Original. Es geht hier nicht nur um die mechanische Dehnung der Plantarfaszie – der Fußsohlenfaszie –, sondern auch darum, die Körperwahrnehmung zu stimulieren. Wenn der Ball zu hart ist und es Ihrem Fuß wehtut, hätte die Übung nur einen sehr geringen Effekt.

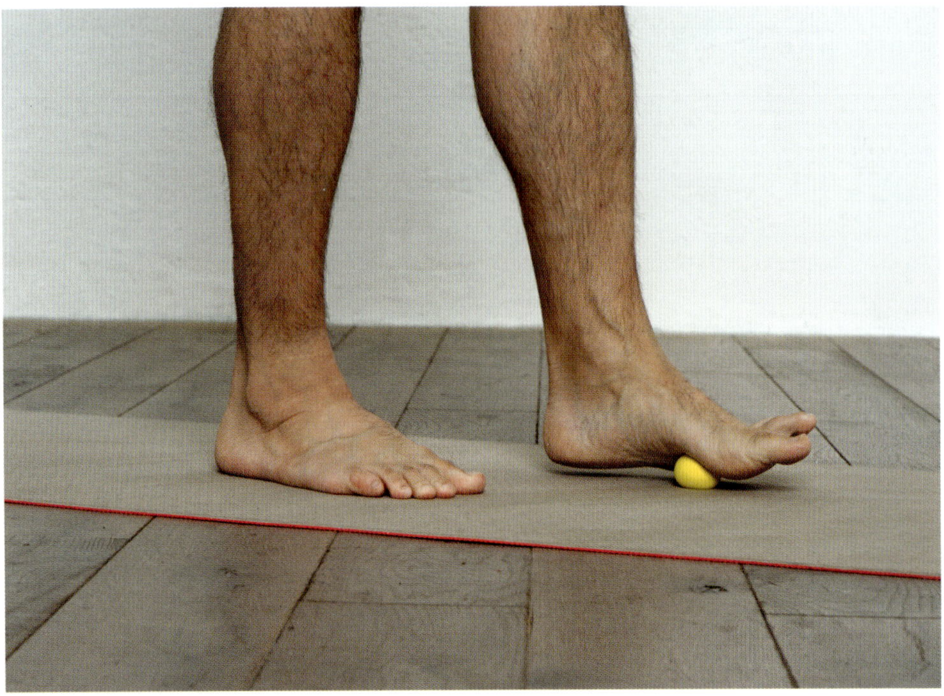

1. Legen Sie das Bällchen unter einen Fuß und rollen Sie längs darüber, von vorn nach hinten und zurück. Dabei sollte jeder Bereich der Fußsohle »ausgerollt« werden, vergessen Sie also auch die Zehen nicht! Danach rollen Sie den Fuß seitwärts über das Bällchen, vom Fußgewölbe zur Fußaußenkante. Nehmen Sie sich für die Übung etwa 3 Minuten Zeit und wiederholen Sie sie anschließend mit dem anderen Fuß.

2. Nachdem Sie einen Fuß »ausgerollt« haben, machen Sie ein kleines Experiment: Bücken Sie sich langsam nach vorn und vergleichen Sie Ihre Körperseiten. Vielleicht spüren Sie einen Unterschied in den Beinrückseiten oder sogar, dass eine Schulter und der Arm tiefer hängen als die bzw. der andere.

3. Legen Sie nun das Bällchen unter einen Fuß, genau an die Stelle, an der Ferse und Fußmitte einander treffen.
Belasten Sie das Bällchen mit Ihrem ganzen Körpergewicht. Vielleicht spüren Sie, wie die »Chilisoße« Ihr Bein hinaufwandert? Genau diese Stelle ist sehr wichtig für die Wahrnehmung des Gleichgewichts.

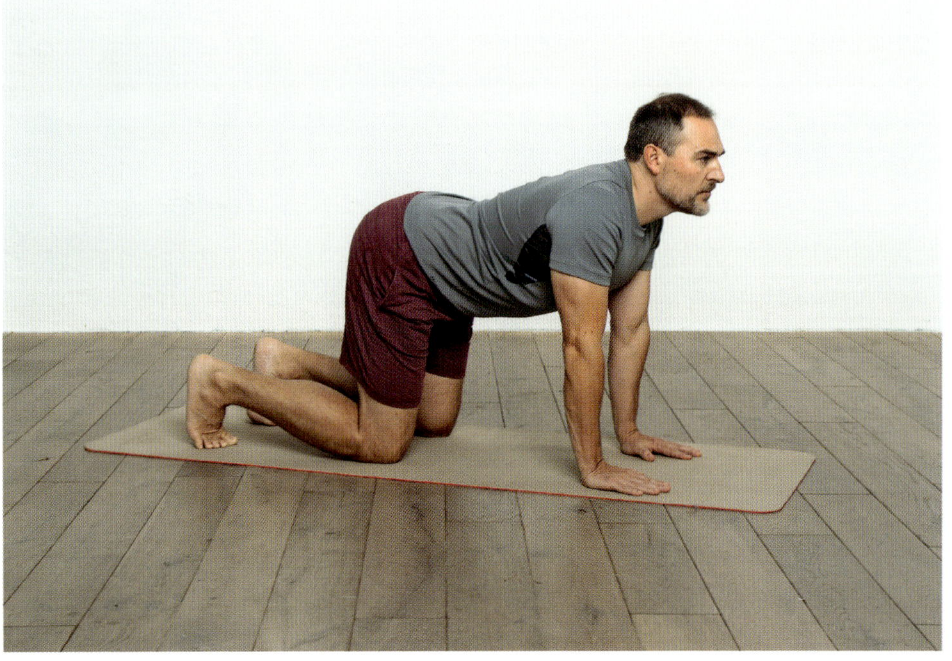

Be a Party Cat!

1. Gehen Sie auf einer Matte in den Vierfüßlerstand und stellen Sie die Zehen auf. Drücken Sie die Zehen kräftig gegen den Boden und spüren Sie, was in Ihrem unteren Rücken oder Gesäß passiert.

2. Legen Sie jetzt die Unterschenkel und die Fußoberseiten auf dem Boden auf und drücken Sie den Spann kräftig in den Boden. Spüren Sie, wie bei jeder Bewegung ein jeweils anderer Bereich des Oberkörpers beteiligt ist?

3. Beim nächsten Einatmen drücken Sie die Zehen gegen den Boden, strecken das Brustbein nach vorn und bringen die Sitzknochen nach oben.

4. Bevor Sie wieder ausatmen, strecken Sie die Füße aus und drücken dann mit der Ausatmung den Spann beider Füße in den Boden. Ziehen Sie den Bauch dabei nach innen und den Kopf nach unten.

5. Entspannen Sie wieder Ihren Rücken. Strecken Sie wie eine Katze Ihren Rumpf in alle möglichen Richtungen. Drehen und rollen Sie sich, hören Sie auf Ihre innere Musik und genießen Sie, wie sich der ganze Körper mitbewegt.

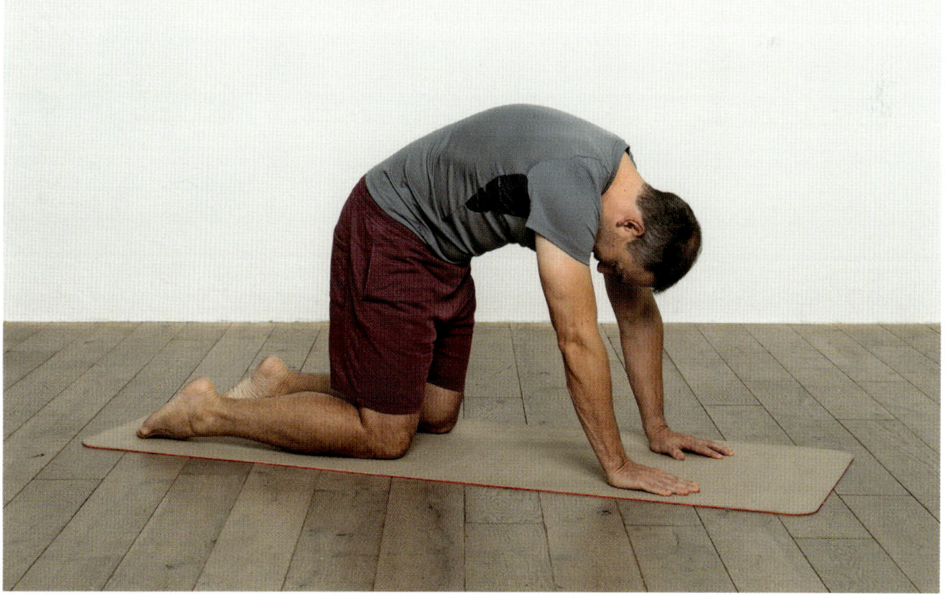

Be a Warrior!

1. Knien Sie sich auf eine Matte und stellen Sie das rechte Bein auf. Das Knie sollte sich genau über dem Knöchel befinden.
Das linke Knie bleibt hinten auf dem Boden, in einer Linie mit der Hüfte. Legen Sie eventuell ein Handtuch oder Polster unter das Knie, wenn Ihnen die Matte noch zu hart ist.

2. Beugen Sie sich mit dem Oberkörper leicht nach vorn, die Hände liegen auf dem rechten Oberschenkel, der Blick geht ebenfalls nach vorn. Das vordere Fußgewölbe ist aktiv. Spannen Sie die Vorderseite des Beckenbodens (Mula Bandha) und den Unterbauch fest an.

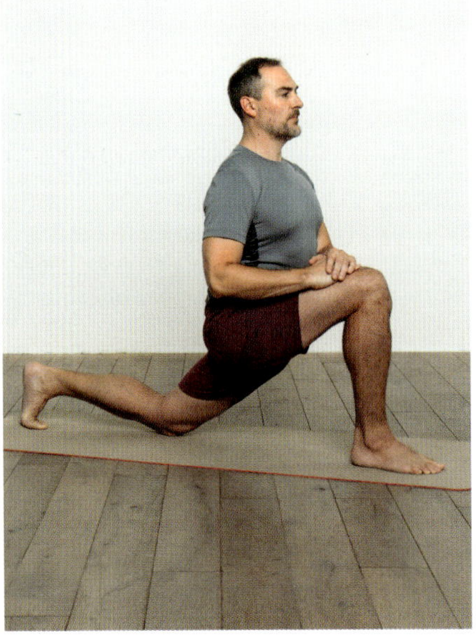

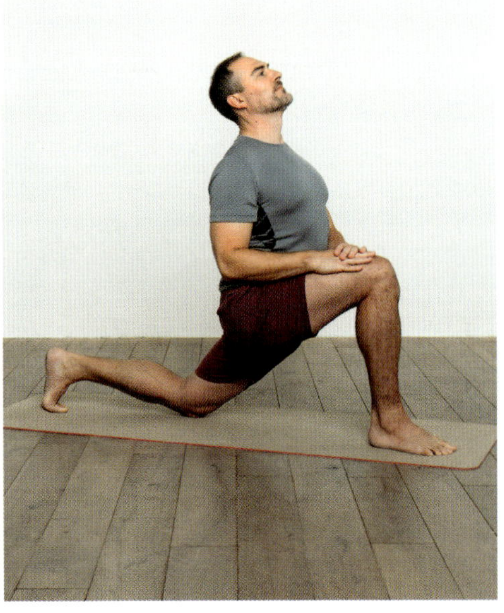

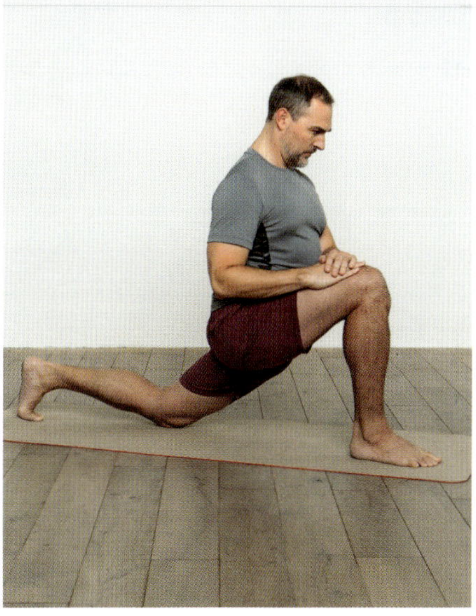

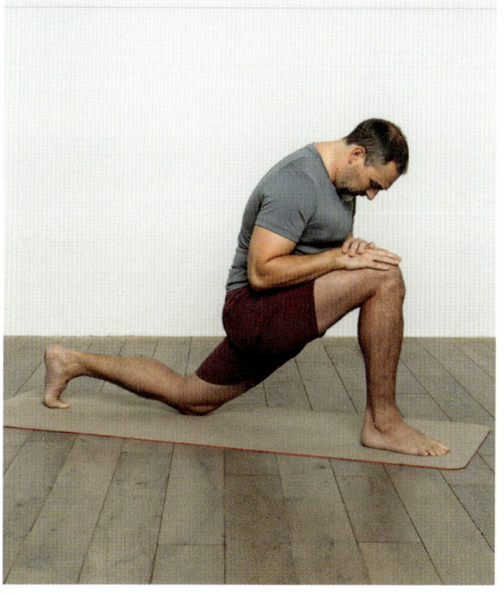

3. Beim Einatmen sehen Sie nun nach oben, ohne dabei jedoch den Kopf zu bewegen. Beim Ausatmen sehen Sie wieder nach unten.

4. Beim nächsten Einatmen bewegen Sie auch das Gesicht nach oben, beim Ausatmen wieder nach unten.

5. Atmen Sie erneut ein und heben Sie dabei das Gesicht und nur den oberen Teil des Brustbeins nach oben, ohne dass Sie Ihren Kopf in den Nacken legen und ohne ins Hohlkreuz zu fallen. Beugen Sie sich beim Ausatmen leicht nach vorn und lassen Sie Brustkorb, Schultern und Nacken locker.

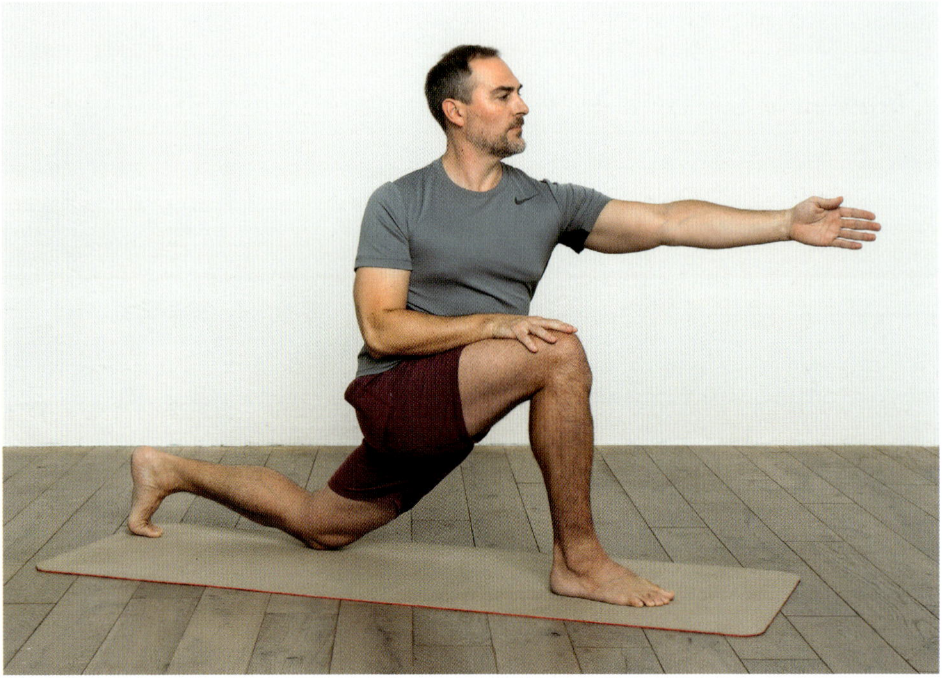

6. Atmen Sie wieder ein und strecken Sie den linken Arm als Verlängerung Ihrer Flanken nach vorn – ohne allerdings den Trapezius zu benutzen! Strecken Sie dann den ganzen Oberkörper und den linken Arm wieder nach oben und heben Sie den Kopf ebenfalls leicht an.

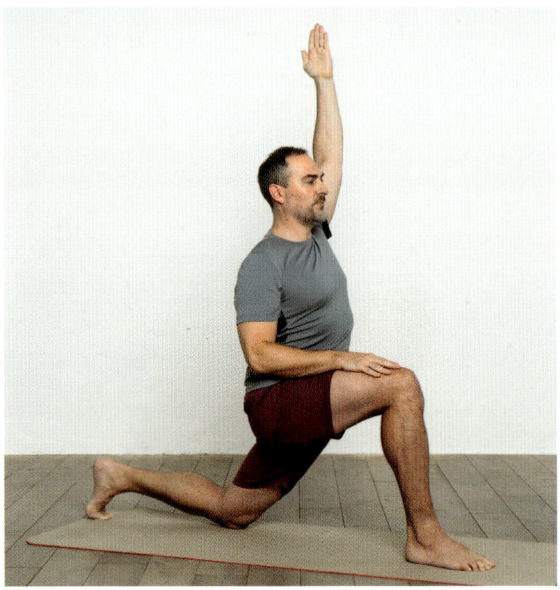

7. Danach atmen Sie aus und lassen den Arm einfach fallen.

8. Bringen Sie die Hände nach vorn auf den Boden, heben Sie das linke Knie hinten, drücken Sie alle Zehen kräftig gegen den Boden und strecken Sie die Ferse weiter nach hinten. Dazu strecken Sie das linke Bein mit Vorder- und Rückseite vom Becken aus gleichmäßig lang. Schaffen Sie vom Becken bis in die Kehle Länge und versuchen Sie, vom Gesäß bis zu den Schultern die gleiche Länge zu behalten. Spannen Sie das Gewebe bewusst kräftig an und lassen Sie nach 2 bis 3 Atemzügen wieder locker. Schlangenmenschen führen ganz kleine Wippbewegungen mit dem Becken aus.

9. Bringen Sie die Knie wieder auf den Boden, wechseln Sie die Beine und wiederholen Sie die Übung.

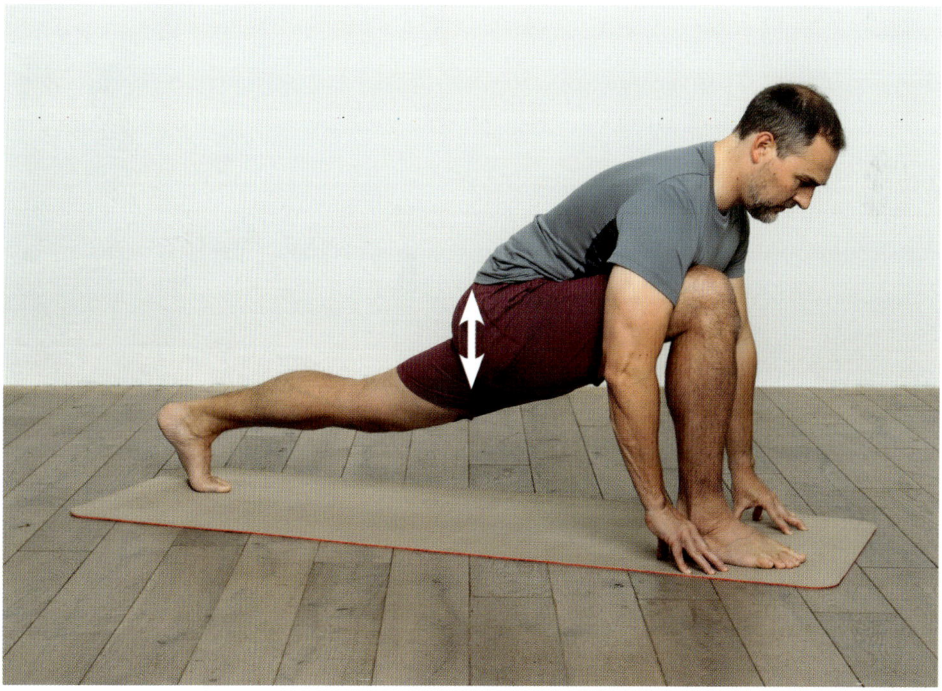

Die Atmung unterstützt die Übung

Im Yoga konzentrieren wir uns stark darauf, wie wir atmen und wie wir durch die Atmung leichter oder auch kraftvoller in eine Haltung hineingehen können. Abhängig vom Yogastil und dem jeweiligen Lehrer gibt es eine ganze Reihe von Hinweisen und Regeln für die Atmung. Da wir alle unterschiedliche Körper mit den unterschiedlichsten Geschichten haben und da wir die Atmung nicht vom Körper trennen können, hat jeder von uns seine eigene Art zu atmen. Aus meiner Sicht sollten Atemtechniken auch nicht zur Körperkontrolle genutzt werden, sondern eine natürliche Folge der eigenen Körpererfahrung und Körperwahrnehmung sein.

Leider gehen wir meist sehr unachtsam mit unserer Atmung um. Wenn wir bei den Yogaübungen bewusst atmen und spielerisch mit der Atmung experimentieren, um festzustellen, wann uns welche Art der Atmung beeinflusst, haben wir bereits eine Menge gelernt. Hier stelle ich Ihnen nun einige Atemtechniken vor. Probieren Sie sie aus, ich werde bei den einzelnen Übungen immer wieder darauf zurückkommen.

Ujahi-Atmung

Sie ist wahrscheinlich die bekannteste Pranayama-(Atem-)Technik. Ich benutze sie oft am Anfang des Unterrichts zur Einstimmung, gelegentlich auch während einer Stunde bei einer anstrengenden Asana.

Setzen Sie sich entspannt, aber aufrecht hin, der Kopf befindet sich in einer neutralen Position über dem Körper, Ihr Gewicht liegt auf den Sitzknochen. Entspannen Sie für die Ujahi-Atmung Lippen und Zunge. Halten Sie eine Hand vor den Mund und stellen Sie sich vor, Ihre Hand sei ein Spiegel. Atmen Sie mit leichtem Geräusch aus (hauchen), so wie man es macht, wenn man einen Spiegel befeuchten möchte. Sie werden die Atemluft an Ihrer Hand spüren. Jetzt atmen Sie mit der gleichen Vorstellung wieder ein und spüren, wie sich die Luft von der Hand weg zurück in den Mund bewegt (nach innen hauchen). Wenn Sie das einige Male geübt haben, nehmen Sie die Hand weg, schließen den Mund und atmen mit dem gleichen leichten Geräusch ruhig weiter. Bleiben Sie sich bewusst, wie sich dabei der obere Teil Ihrer Kehle schließt und wie sich langsam die Konzentration auf Ihren Körper einstellt.

Myofasziale Atmung

Bei dieser Atemtechnik nutze ich eine Kombination verschiedener Methoden, um die tieferen Schichten der Faszien um die Organe herum und auch die fasziale Verbindung zwischen Zwerchfell, Becken und unterem Rücken zu stimulieren. Üben Sie die myofasziale Atmung am besten zuerst auf dem Rücken liegend und danach im Sitzen.

Legen Sie sich bequem auf den Boden, ohne dabei etwas unter den Kopf zu legen, damit Ihr Körper seine natürlichen Kurven behält. Fühlen Sie zunächst, wie Ihre normale Atmung fließt, und beachten Sie dabei auch den Mittelpunkt in Ihrem Atemzyklus, den Moment zwischen Ein- und Ausatmen, in dem die Lunge halb voll ist.

Jetzt atmen Sie ein und spannen alle Gewebe, die dabei aktiv sind, noch fester an. Spüren Sie, wie sich Ihr Oberkörper in alle Richtungen ausdehnt. Konzentrieren Sie sich auf alle Gewebe zwischen den Rippen, den Rippenbogen, in den Achseln und in der Kehle. Atmen Sie weiter aus, aber halten Sie die Anspannung des Gewebes. Atmen Sie anschließend wieder tief ein – immer noch mit der Spannung – und lassen Sie erst bei der nächsten Ausatmung wieder alles locker. Atmen Sie dann wieder ganz entspannt ein. Bei der nächsten Ausatmung spannen Sie alle Gewebe, die dabei aktiv sind, noch fester an. Ziehen Sie den Brustkorb, die Flanken, den Bauch nach und nach zusammen, bis Sie das Gefühl bekommen, Ihr Oberkörper würde von außen zusammengepresst. Halten Sie die Spannung bei der nächste Einatmung, erst bei der darauffolgenden Ausatmung lassen Sie alles wieder locker.

Special

Das Kraftzentrum der Bandha

Damit Sie noch sicherer mit dem Konzept von Biotensegrity, Bewegung und Kraftverteilung im Körper durch die myofaszialen Ketten umgehen können, ist es hilfreich, mehr über die Bandha zu wissen und ihre Funktion zu verstehen. Sie vereinfachen die Bewegungen von einer Asana zur anderen und bringen weitere Sicherheit für den Rücken und die Knie.

Die Energie im Körper »verschließen«

Im klassischen Hatha-Yoga bewirken die Bandha – Sanskrit für »Bindung«, »Verschluss« – durch das Zusammenziehen bestimmter Muskeln, dass die Energie, Prana, im Körper festgehalten wird. Die Bandha werden hier häufig zusammen mit yogischen Atemübungen, dem Pranayama, verwendet.

In den dynamischeren Yogapraktiken werden die Bandha als physisches Kraftzentrum benutzt, um die Asana leichter auszuführen.

Ich benutze in meinem Faszienyoga hauptsächlich zwei Bandha: die Mula Bandha und die Uddiyana Bandha;

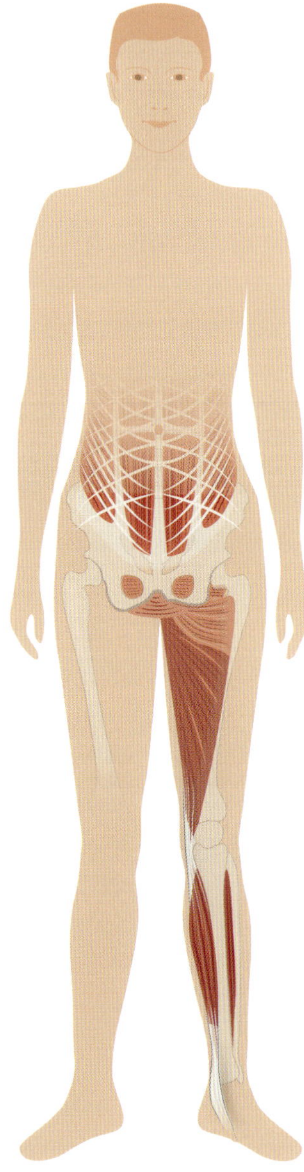

Letztere bezeichne ich zum besseren Verständnis als Gürtel-Bandha. Beide Bandha habe ich an mein Anatomieverständnis angepasst.

Mula Bandha – in der Erde verwurzeln

Mula Bandha ist die Anspannung der Vorderseite des Beckenbodens. Warum uns gerade diese Bandha so gut in der Erde verwurzeln kann, liegt an den faszialen Verbindungen. Diese Verbindungen verlaufen vom inneren Fußgewölbe über die Unterschenkelinnenseiten zu den Knieinnenseiten und verweben sich von dort aus über die Adduktoren (Muskeln zum Heranziehen des Oberschenkels) in den vorderen Beckenboden. Wir aktivieren diese Bandha am einfachsten von den Füßen ausgehend nach oben zum Beckenboden. Wenn wir die Fußgewölbe anheben, können wir schon eine leichte Spannung oder eine minimale Bewegung über die Knieinnenseiten und Adduktoren zum Beckenboden hin spüren.

Gürtel-Bandha – Stabilität im ganzen Körper

Die Gürtel-Bandha findet man leicht, wenn die Mula Bandha ebenfalls angespannt ist. Wir aktivieren zusätzlich den tiefen Bauchmuskel (M. obliquus internus abdominis), indem wir den Bereich zwei bis drei Fingerbreit oberhalb des Schambeins nach innen zur Wirbelsäule ziehen, ohne dass wir den Bauch oberhalb des Bauchnabels mit einziehen. Dieses Nach-innen-Ziehen bedarf ein wenig Übung, aber diese lohnt sich! Dadurch aktivieren wir neben der myofaszialen Kette der Bauchmuskulatur auch die Verbindungen zu den Lumbarfaszien (siehe S. 78f.), zum Zwerchfell und zu den Beinen.

Special

Die sechs Übungen des Faszienyoga

In meinem Faszienyogaunterricht benutze ich fünf Asanas sowie eine Wahrnehmungsübung für die sensorische Verfeinerung, um damit alle Schichten des Fasziennetzes zu erreichen.

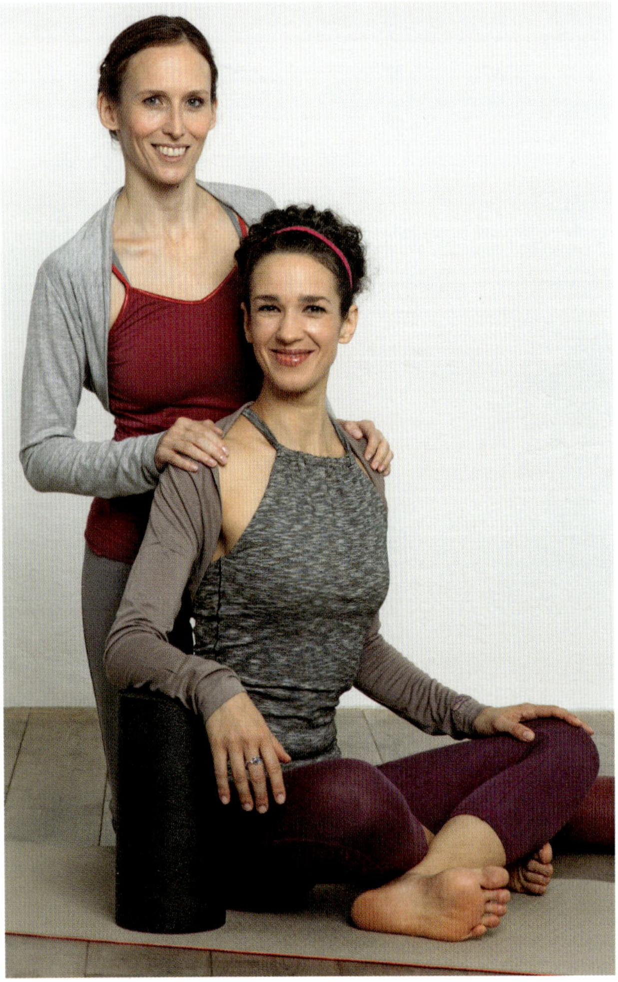

Legen Sie sich für das Üben zu Hause eine Matte und eventuell Polster bereit.

Wenn Sie die Prinzipien dieser Asanas kennen, können Sie schnell mit kleinen Variationen weiter üben. Die Hauptsache dabei ist, dass Sie ständig in sich hineinspüren, um zu bemerken, wo etwas zieht, wo sich etwas in Ihrem Körper öffnet oder wo die »Chilisoße« zu brennen beginnt. Seien Sie beim Üben immer achtsam, berücksichtigen Sie Ihren Bindegewebstyp und führen Sie die Übungen dementsprechend aus.

Hinweise zum Üben zu Hause

Jede noch so kleine Änderung in der Haltung bzw. Stellung der Hände und Füße bewirkt ebenso wie Veränderungen in der Atmung etwas an einer anderen Stelle in Ihrem Körper, nämlich in den myofaszialen Ketten. Beispielsweise wenn Sie in der Kriegerhaltung die Handflächen in eine andere Position bringen und damit eine andere Strecke von Faszien aktivieren, etwa die, die über die Arme zum Brustkorb führen. Wenn Sie in der Hundposition die Atmung so verändern, dass Sie abwechselnd mit der Ein- und Ausatmung und mit Kontraktion arbeiten, können Sie auch die tiefen faszialen Netze beteiligen.

Lassen Sie sich für die gesamte Übungsreihe rund 30 Minuten Zeit und wiederholen Sie die Übungen idealerweise 2- bis 3-mal pro Woche. Folgen Sie am besten der beschriebenen Reihenfolge, da Sie so schrittweise den gesamten Körper bearbeiten. Sie gehen dabei von außen nach innen vor und beanspruchen die tiefsten Schichten zum Schluss. Sie können die Übungen morgens oder abends durchführen; ich rate jedoch dazu, die Übungszeiten öfter zu wechseln. Da wir morgens eher steif sind, werden Sie zu dieser Zeit eine größere Wirkung spüren als später am Tag.

Übung 1: Die Kriegerhaltungen (Virabhadrasana)

Die kraftvollen Kriegerhaltungen sind ein idealer Anfang, um die vielen verschiedenen Schichten der Faszien zu spüren und zu aktivieren. Sie werden gleichzeitig auch an Ihrer Gleichgewichts- und Körperwahrnehmung arbeiten. Die Haltungen kräftigen die myofaszialen Strukturen von Beinen und Gesäß sowie die Verbindung vom Becken zu den Armen. Außerdem bringen Sie durch diese Übungen Ihren Kreislauf so richtig in Schwung.

Hier arbeiten wir mit der dynamischen Dehnung durch die ständige Anspannung des Gewebes ebenso wie mit kleinen federnden Bewegungen, die die Elastizität des Gewebes anregen. Achten Sie besonders auf Ihre Bandha sowie darauf, wie sich Ihr Körper während der Übung bewegt. Bedenken Sie auch, wo sich Ihre Hände und Füße befinden!

Krieger I

1. Strecken Sie aus dem Stand Ihr linkes Bein nach hinten und bringen Sie die Zehenspitzen auf den Boden.

2. Spannen Sie die Oberschenkel an, drücken Sie den linken zweiten und dritten Zeh noch fester in den Boden und drücken Sie gleichzeitig die Körperpartie von der rechten Gesäßhälfte zum rechten Fuß in den Boden, bis Sie das Gefühl haben, dass von beiden Beinen aus über den Beckenboden und über das Gesäß eine deutliche Spannung entsteht.

3. Führen Sie nun sehr kleine Bewegungen im Becken von oben nach unten aus. Anschließend schaukeln Sie das Becken leicht von einer Seite

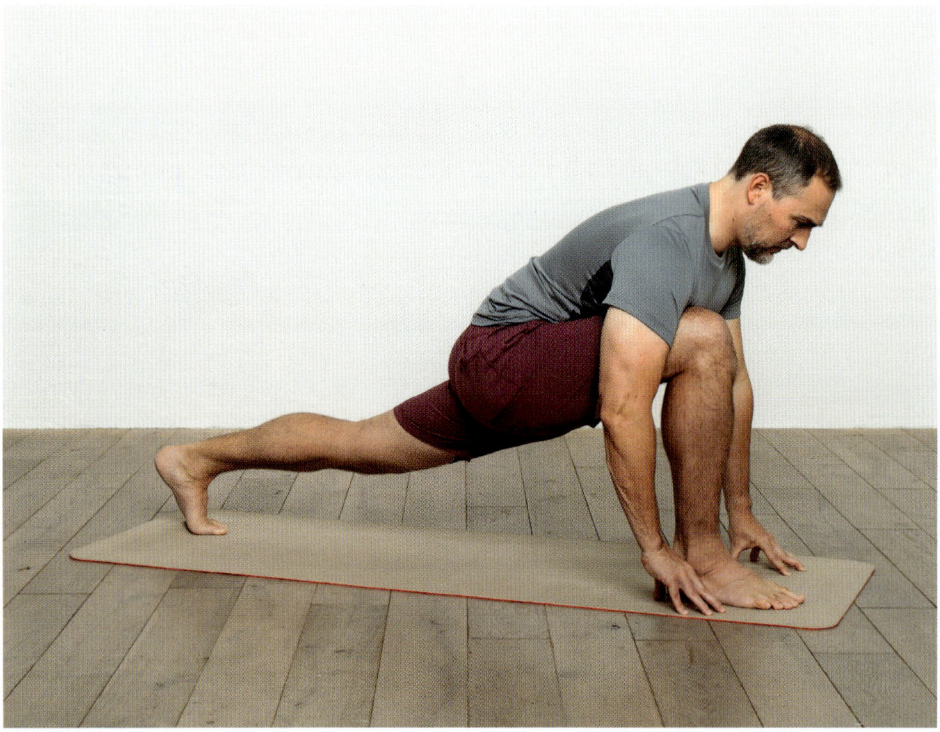

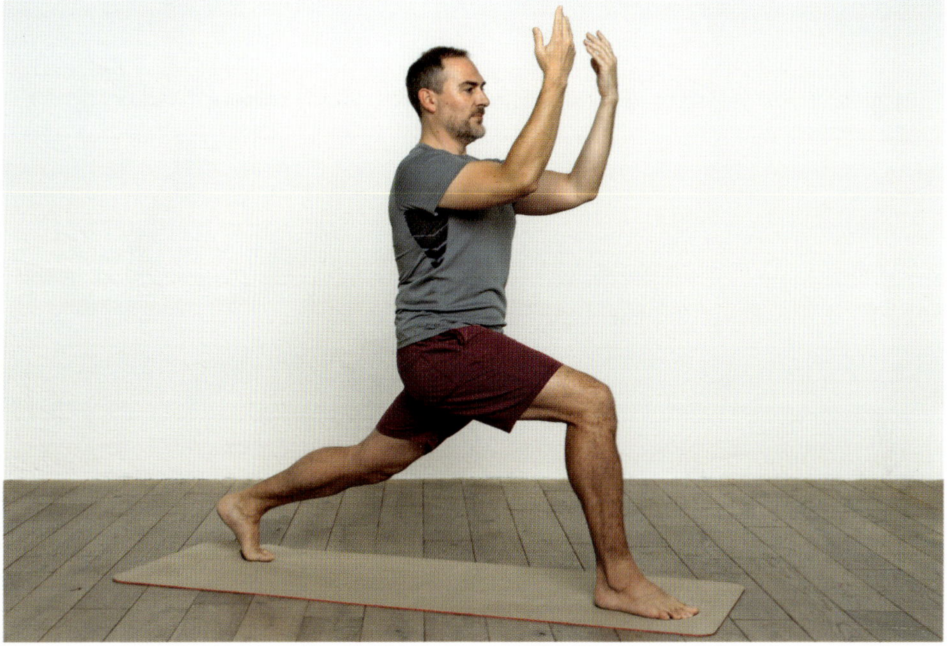

zur anderen. Bitte halten Sie die Bewegung sehr klein, da in dieser Stellung die kleinste Bewegung bereits eine große Auswirkung auf das ganze angespannte Netz hat.

4. Bringen Sie die Hände auf den rechten Oberschenkel und heben Sie den Oberkörper von den Beinen heraus nach oben.

5. Führen Sie dann langsam die Arme mit den Ellenbogen nach vorn und anschließend nach oben, bis sie ganz gestreckt sind. Stellen Sie sich vor, die Arme würden von einem unsichtbaren Faden nach oben gezogen, ohne dass Sie dabei den Trapeziusmuskel benutzen. Der Trapezius führt zu beiden Seiten der oberen Wirbelsäule vom Hinterhauptbein bis zum Schulterblatt.

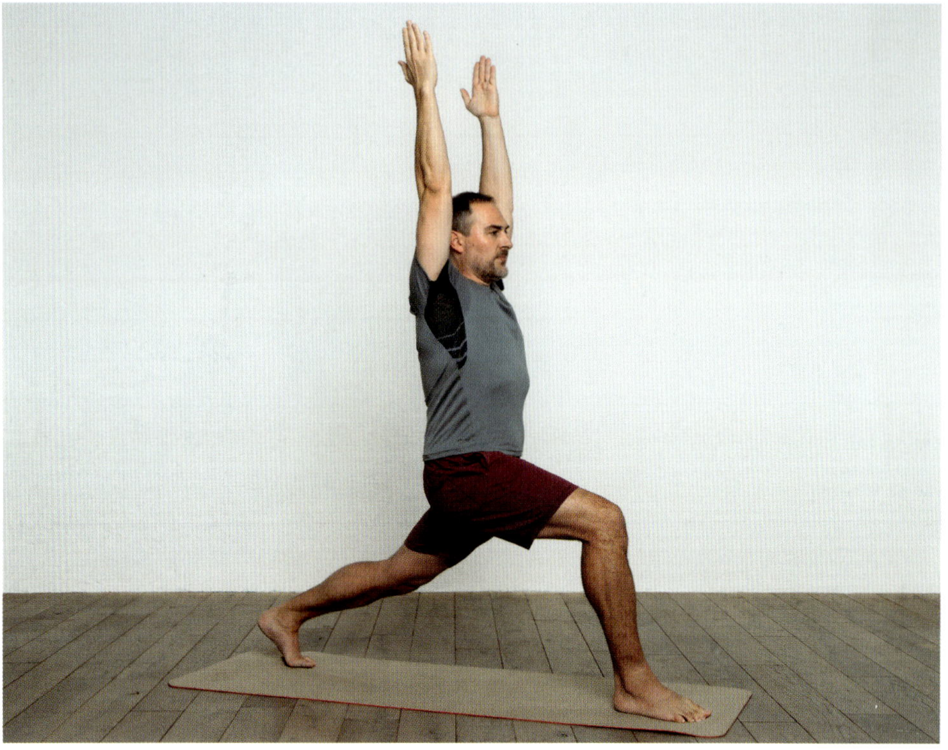

6. Wenn die Ellenbogen ganz oben sind, strecken Sie die Arme noch ein wenig mehr, damit Sie die Verlängerung von der Taille über die Rippen und die Achseln bis in die Arme spüren.

7. Heben Sie das Brustbein leicht an und verlängern Sie das Gewebe vor der Wirbelsäule, damit der Rücken »von innen nach außen« langgestreckt wird.

8. Bringen Sie die Arme von oben seitlich so weit nach unten, dass sich die Hände ein wenig tiefer als die Schultergelenke befinden. Drehen Sie die Handflächen nach oben und ziehen Sie die Finger wie Krallen an, als ob Sie einen Ball zwischen den Fingerspitzen zusammenquetschen wollten. Halten Sie diese Stellung 2 bis 3 Atemzüge lang.

9. Lassen Sie anschließend die Arme fallen.

10. Führen Sie die Arme mit den Ellenbogen nun langsam wieder nach vorn und dann nach oben, bis sie wieder ganz gestreckt sind.

11. Drücken Sie die linken Zehenspitzen noch fester in den Boden und spannen Sie auch die rechte Gesäßhälfte noch fester an. Beugen Sie den Oberkörper langsam seitlich nach rechts, bis Sie das Gefühl bekommen, dass sich die ganze linke Seite ausstreckt, aber ohne dass Sie auf der rechten Seite zusammenfallen (siehe Abbildung S. 66).

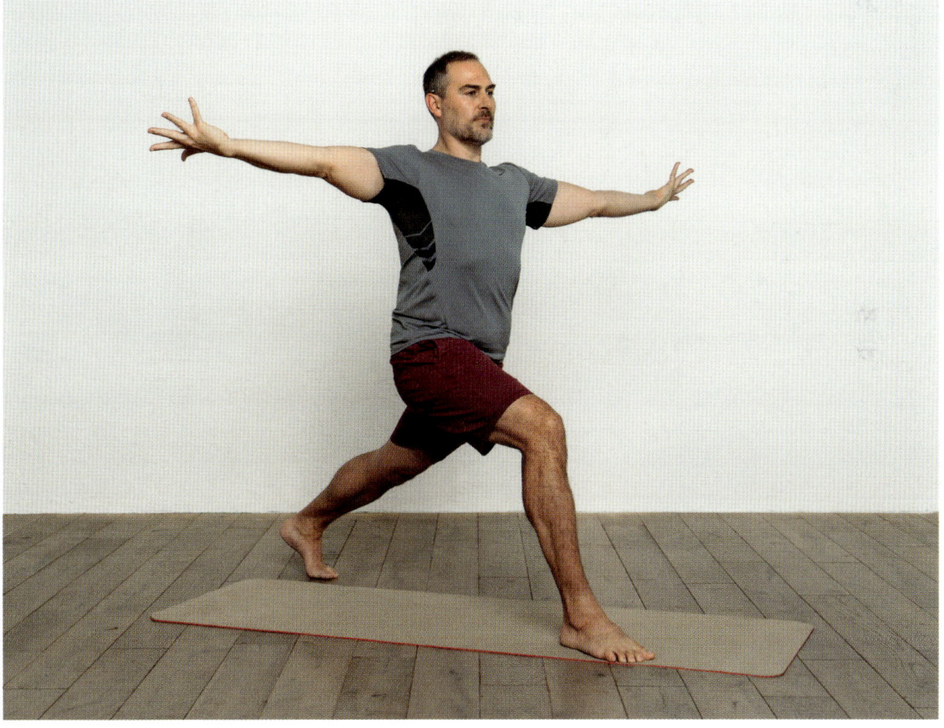

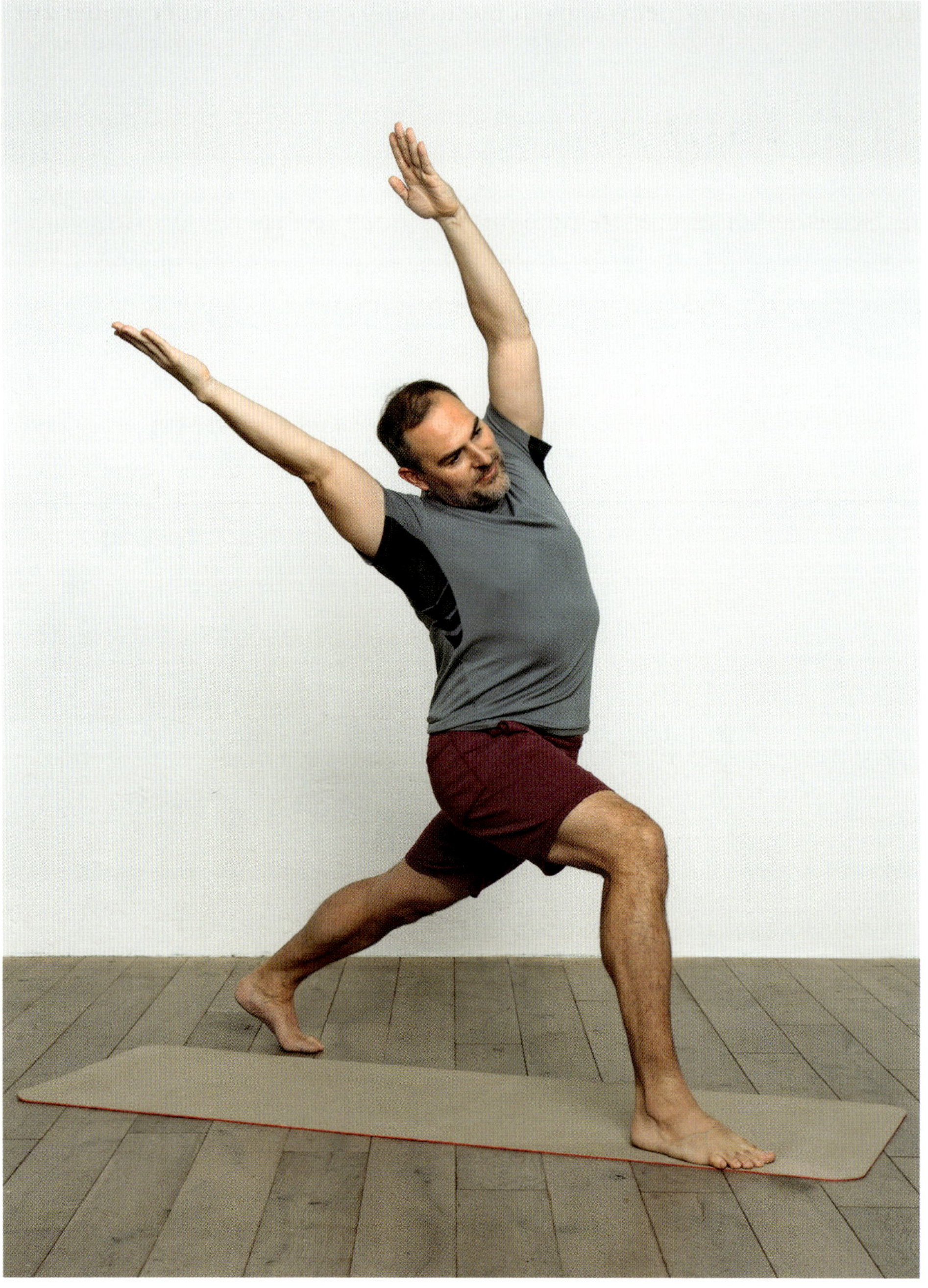

12. Bringen Sie mit der nächsten Einatmung den Oberkörper wieder zur Mitte zurück.

13. Lassen Sie die Arme fallen.

14. Strecken Sie das rechte Bein mit ein wenig Anspannung zwischen Schambein und Bauchnabel (Gürtel-Bandha) aus und bringen Sie das linke Bein mit Schwung nach vorn neben das rechte Bein.

15. Wiederholen Sie die Übung auf der anderen Seite.

Variation zu Krieger I

Diese Variation stellt eine kräftigere Bearbeitung der faszialen Verbindung von der Schulter zur Hand sowie von der Schulter zum Rumpf und zum Becken dar.

1. Bringen Sie aus dem Vierfüßlerstand das rechte Bein nach vorn und stellen Sie es so auf, dass sich Knie und Knöchel in einer Linie befinden.

2. Bringen Sie das linke Knie hinten auf den Boden; Unterschenkel und Fußrücken berühren den Boden. Die Hände legen Sie vorn auf den Boden, links und rechts neben den rechten Fuß.

3. Stellen Sie nun den linken Fuß auf, drücken Sie die Zehen gegen den Boden, strecken Sie die Ferse lang nach hinten, heben Sie das Knie vom Boden und strecken Sie dann das ganze Bein lang vom Becken bis zur Ferse. Versuchen Sie, durch die Dehnung über das Becken so viel Abstand wie möglich zwischen den rechten Oberschenkel und den linken Fuß zu bringen.

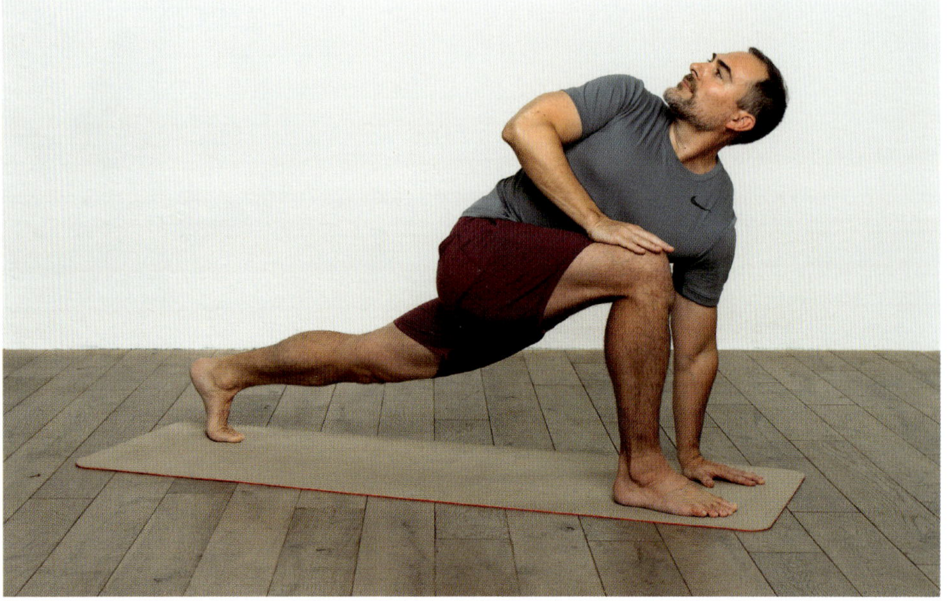

4. Halten Sie die Spannung vom Becken zu den Füßen und führen Sie dabei kleine, feine Wippbewegungen mit dem Becken durch.

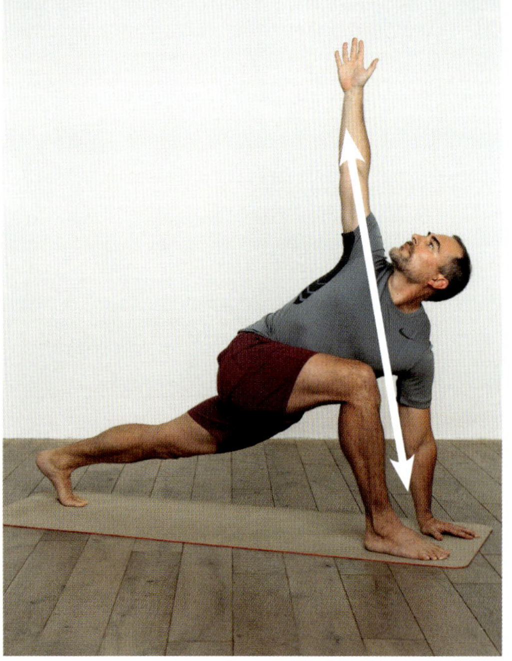

5. Beim nächsten Atemzyklus bringen Sie Ihre rechte Hand auf den rechten Oberschenkel und drehen langsam den ganzen Rumpf nach rechts, damit der Bauch gegen die Oberschenkelinnenseite drückt.

6. Strecken Sie den rechten Arm nach oben aus, ziehen

Fascia lata – die Hülle des Oberschenkels

Die meisten Menschen haben schon einmal gespürt, wie sensibel die Außenseite der Oberschenkel sein kann. Vor allem spüren wir dies bei einer Dehnung oder wenn wir eine Massage auf dieser Seite bekommen. Der festeste Teil, also die Außenseite des Oberschenkels (Tractus iliotibialis), ist bei den meisten sehr verspannt und daher oft die Ursache für Knie- und Hüftschmerzen. Interessanterweise sind die oberflächlichen Faszienfasern des großen Gesäßmuskels mit dem Außenseitenband des Oberschenkels und den Faszien um die Knie verbunden. Deshalb ist es wichtig, beim Yoga in den Stehhaltungen die Bandha zu benutzen und das Gesäß kräftig anzuspannen, um damit mehr Stabilität für das Knie, aber auch für das Becken zu erreichen.

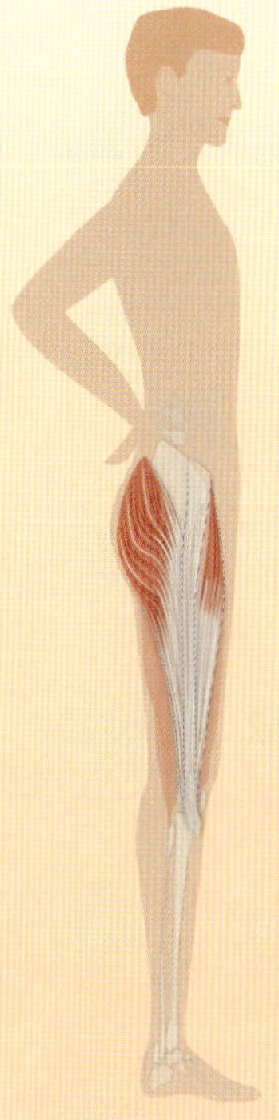

Sie das Gewebe vom Brustbein bis zur Hand lang und drücken Sie noch kräftiger mit der linken Hand in den Boden.

7. Machen Sie mit der rechten Hand und dem rechten Arm kleine Bewegungen in der Luft, als ob Sie jemandem kräftig mit der flachen Hand auf die Schulter klopfen wollten.

8. Beenden Sie die Übung kurz vor der Ermüdung der Muskeln: Drehen Sie den Rumpf zurück und bringen Sie die rechte Hand wieder auf den Boden. Gehen Sie wieder in den Vierfüßlerstand und wiederholen Sie die Übung auf der anderen Seite.

Übung 2: Die Pyramide (Parsvottanasana)

Die Pyramide, eine Asana zur intensiven seitlichen Streckung, ist eine herausfordernde Haltung und bietet die außergewöhnliche Möglichkeit, die Kunst des klaren Blicks zu üben. Die Haltung in einer Vorwärtsbeuge erfordert zu gleichen Teilen Gleichgewicht und eine enorme Konzentration und Klarheit des Geistes.

Gleichzeitig arbeitet man in dieser Position speziell im Bereich des unteren Rückens an der Elastizität und Dehnung der Faszien sowie an einer tiefer liegenden Faszienschicht, die von der Innenseite der Oberschenkel über die Sitzhöcker und das Kreuzbein bis in den unteren Rücken verläuft. Dieser Bereich der Faszien verursacht oft Probleme wie Schmerzen im unteren Rücken und Beschwerden des Iliosakralgelenks und er kann – wenn keine ausreichende Unterstützung für den Schultergürtel vorhanden ist – auch Spannungen zwischen den Schulterblättern und dem Nacken verursachen.

Strafft das Gewebe und schult die Eigenwahrnehmung

Diese Übung ist meine Lieblingsasana, eine gute »All in one«-Asana! Der Fokus liegt auf einer dynamischen Dehnung, aber auch ein wenig auf »schmelzender« Dehnung, auf viel faszialer Straffung und einer Menge Propriozeption. Bevor Sie einen der hier beschriebenen Übungsschritte durchführen, sollten Sie sicherstellen, dass Sie sich Ihres Körpers im Raum bewusst sind. Versuchen Sie, Ihr peripheres Blickfeld zu erweitern, und fühlen Sie die Anspannung im ganzen Körper, von den Füßen bis zu den Händen.

1. Vorbereitung für Schlangenmenschen: Legen Sie sich bitte einen Fußblock auf das hintere Ende der Matte.

2. Gehen Sie aus dem Stand mit dem linken Bein einen Schritt zurück, sodass der Abstand zwischen den Füßen zwar relativ weit, aber noch bequem ist. Der vordere Teil Ihres linken Fußes befindet sich vor dem Block, die Ferse halten Sie über dem Block in der Luft.

3. Drücken Sie Ihren rechten Fuß in den Boden, als ob Sie sich vom Boden wegdrücken wollten, bis Sie Ihr Bein austrecken können. Ziehen Sie das Fußgewölbe im rechten Fuß nach oben und damit gleichzeitig das Gewebe der Beininnenseite hinauf, bis Sie das gesamte Gewebe bis zum Beckenboden spüren.

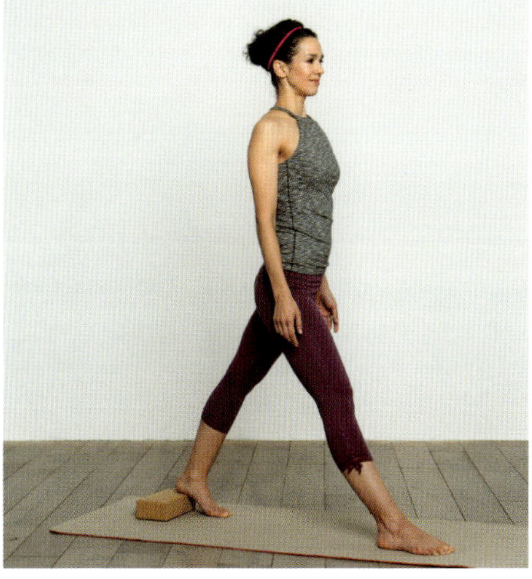
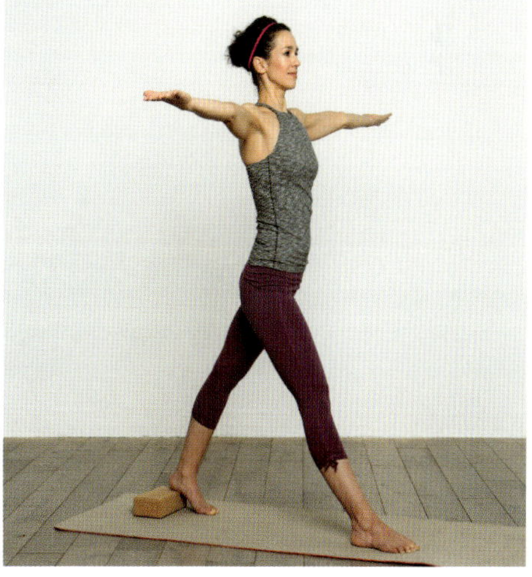

Schlangenmenschen legen sich bei dieser Übung einen Block unter die hintere Ferse!

4. Spannen Sie beide Oberschenkel an, bringen Sie die linke Ferse auf den Block und strecken Sie die Arme seitlich aus (siehe Abbildung S. 71 rechts unten). Schaffen Sie Länge vom Brustbein bis zu den Handflächen, verlängern Sie die Arme mit dem Gefühl, sich aus dem Gewebe herauszustrecken.

5. Drehen Sie langsam die Handflächen zur Decke und dann weiter, bis Ihre beiden Daumen in Richtung Boden und die kleinen Finger in Richtung Decke zeigen.

6. Halten Sie die Spannung im ganzen Körper. Lassen Sie dann Ihre Arme bei der nächsten Ausatmung fallen und entspannen Sie die Beine, behalten Sie dabei aber die Fußposition bei. Spannen Sie die Oberschenkel wieder an, drücken Sie die Füße in den Boden und aktivieren Sie die Bandha und das Gesäß.

7. Strecken Sie in einer großen Bewegung die Arme wieder zur Seite aus.

8. Drücken Sie noch stärker mit dem hinteren Fuß auf den Block und beugen Sie sich langsam von der Hüfte aus nach vorn. Nutzen Sie dabei ständig die Spannung im ganzen Körper, um das Gleichgewicht zu halten, vor allem mithilfe der Spannung in den Armen. Denken Sie dabei an das Konzept der Biotensegrity (siehe S. 21ff.).

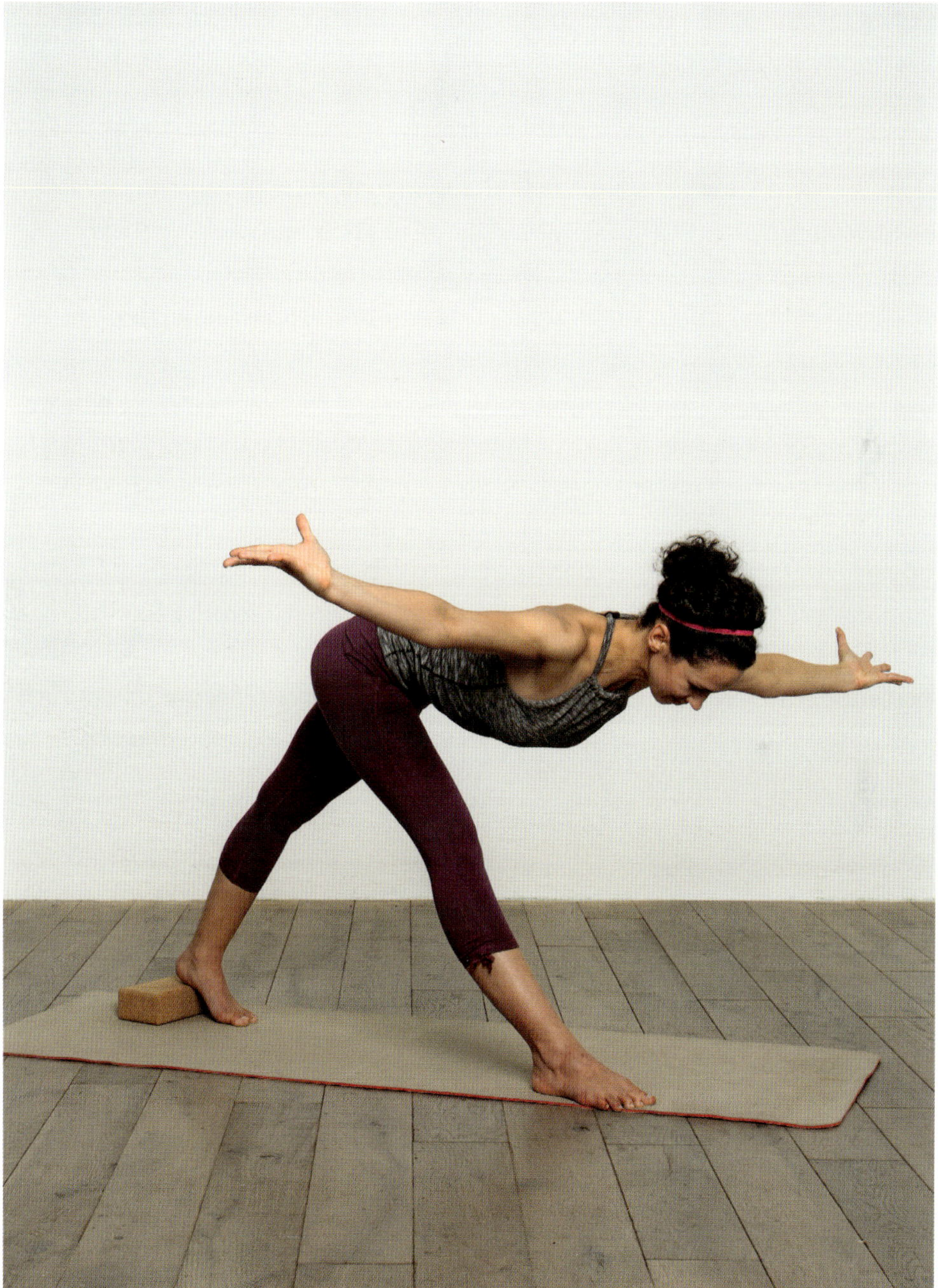

9. Beugen Sie sich weiter nach vorn, als ob Sie Ihren Oberkörper über das vordere Bein legen wollten.

10. Bleiben Sie für 1 bis 2 Atemzüge in dieser Position. Lassen Sie anschließend Ihre Hände los und die Arme zu beiden Seiten nach unten fallen.

11. Bringen Sie die Fingerspitzen auf den Boden, sodass sie sich in einer Linie mit der vorderen Ferse befinden.

12. Heben Sie die Zehen des vorderen Fußes an und dann den Fuß bis auf die Ferse. Halten Sie diese Position einen Moment, atmen Sie und genießen Sie die »Chilisoße«! Jetzt das rechte Bein langsam nach außen über die Ferse drehen und dann wieder nach innen. Anschließend bringen Sie erst wieder den Fuß und dann die Zehen auf den Boden.

13. Entspannen Sie den Oberkörper.

14. Beugen Sie langsam Ihr rechtes Bein und sehen Sie zuerst nur mit den Augen nach oben in Richtung Decke. Heben Sie dann langsam den Kopf, bringen Sie Ihre Hände auf den vorderen Oberschenkel und rollen Sie den Oberkörper auf, bis Sie wieder aufrecht stehen.

15. Bringen Sie mit Anspannung aus Ihrer Mitte das hintere Bein nach vorn.

16. Wechseln Sie die Beine und wiederholen Sie die Übung mit dem anderen Bein.

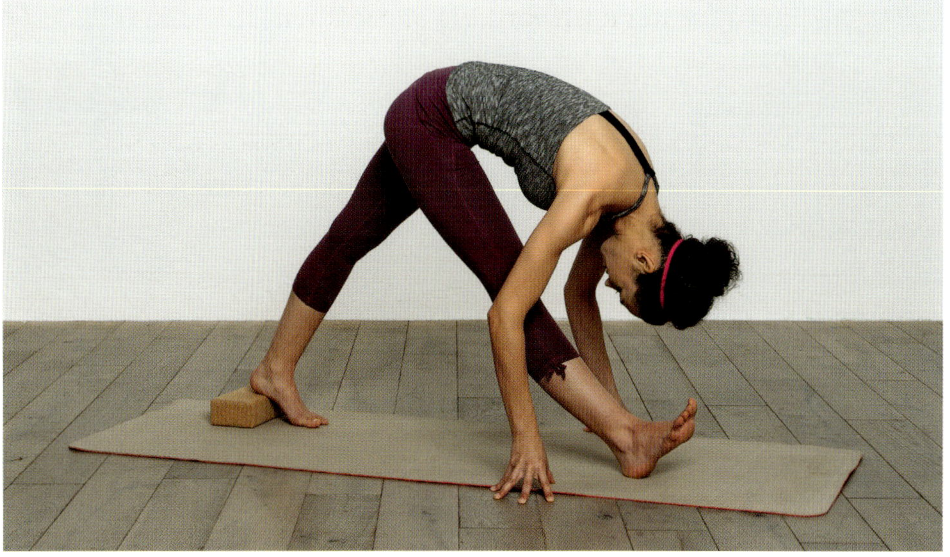

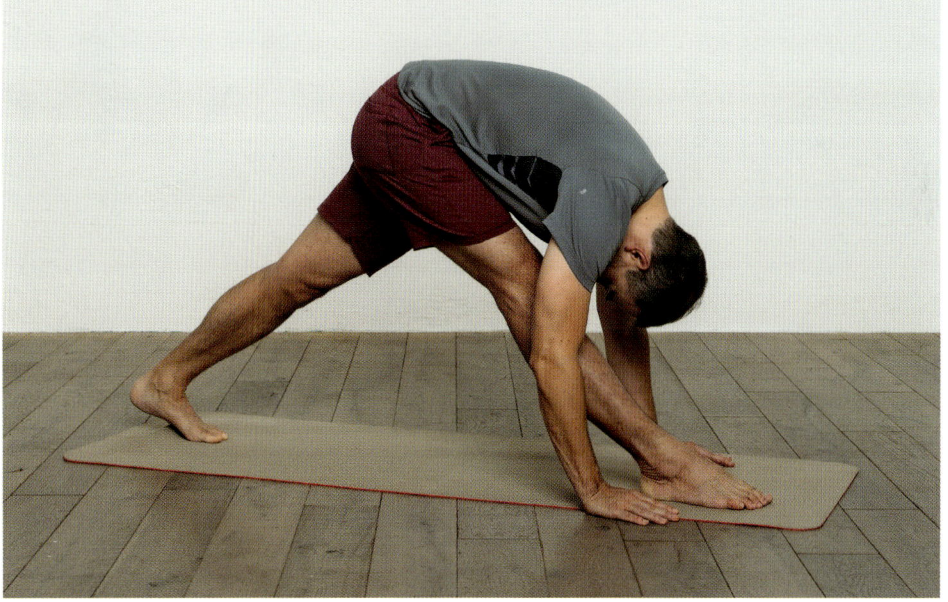

Normal gelenkige Menschen können die Übung ohne Unterstützung unter der hinteren Ferse durchführen, »Schlangenmenschen« sollten einen kleinen Block benutzen.

Variation für Geübte und Wikinger

Führen Sie die zuvor beschriebenen Schritte 1 bis 12 durch.

13. Heben Sie dann den Kopf und die Brust leicht, strecken Sie den linken Arm nach vorn und berühren Sie mit den Fingerspitzen den Boden. Wenn Sie wissen, dass die Hände nicht auf den Boden kommen können, benutzen Sie bitte Blöcke zur Unterstützung.

Diese Variante eignet sich für geübte normal gelenkige Menschen und Wikinger.

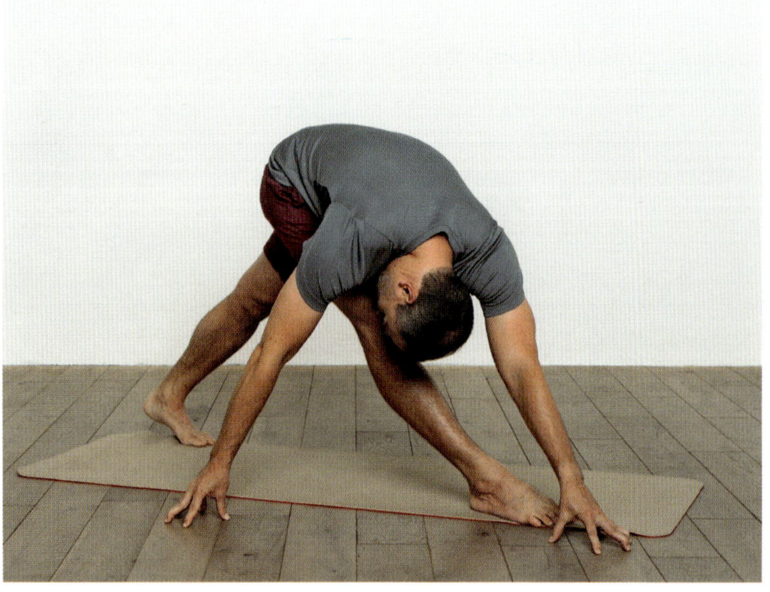

14. Lassen Sie Brust und Kopf langsam wieder sinken, bis Ihre Nase an der Außenseite des rechten Knies vorbei zeigt. Bringen Sie die Fingerspitzen Ihrer rechten Hand neben sich oder ein Stück weiter hinten auf den Boden.

15. Bleiben Sie 3 bis 4 Atemzüge lang in dieser Position und bringen Sie anschließend den Oberkörper wieder nach vorn über das Bein.

16. Beugen Sie danach langsam das rechte Bein und sehen Sie zuerst nur mit den Augen nach oben in Richtung Decke. Heben Sie dann langsam auch den Kopf, bringen Sie Ihre Hände auf den vorderen Oberschenkel und rollen Sie Ihren Oberkörper auf, bis Sie wieder aufrecht stehen.

17. Führen Sie die Übung anschließend mit dem anderen Bein aus.

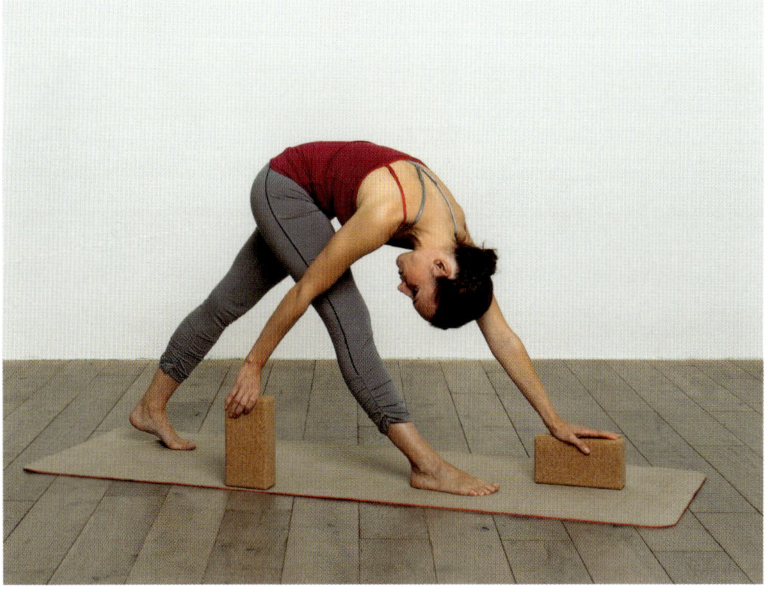

Achtung Wikinger: Wenn die Arme zu kurz sind, nehmen Sie bitte Blöcke zu Hilfe. Achten Sie jedoch darauf, dass die Ellenbogen ganz leicht gebeugt bleiben, und verteilen Sie das Körpergewicht gleichmäßig auf Hände und Füße!

Variation für Schlangenmenschen

Machen Sie keinen zu großen Schritt, selbst wenn Sie das Gefühl haben, sich in dieser Asana nicht zu dehnen. Führen Sie in beiden Varianten mit dem hinteren Fuß ganz kleine, wippende Bewegungen aus, sodass Ihre Ferse leicht vom Block gehoben wird und dann wieder zurück auf den Block kommt.

Die Lumbarfaszien

Dieses Netzwerk mehrerer Faszienschichten im unteren Rücken fördert einen mühelos federnden Gang und spielt eine wichtige Rolle bei der dynamischen Stabilisierung des Rückens.

Ursache vieler Rückenschmerzen

Ein Teil der Lumbarfaszien, auch Thoracolumbar-Faszie genannt, wird in Anatomiebüchern meist als eine diamantenförmige Faszienschicht im unteren Rücken dargestellt. In verschiedenen Studien konnte bereits nachgewiesen werden, dass in diesem Bereich die Ursache für viele Rücken-

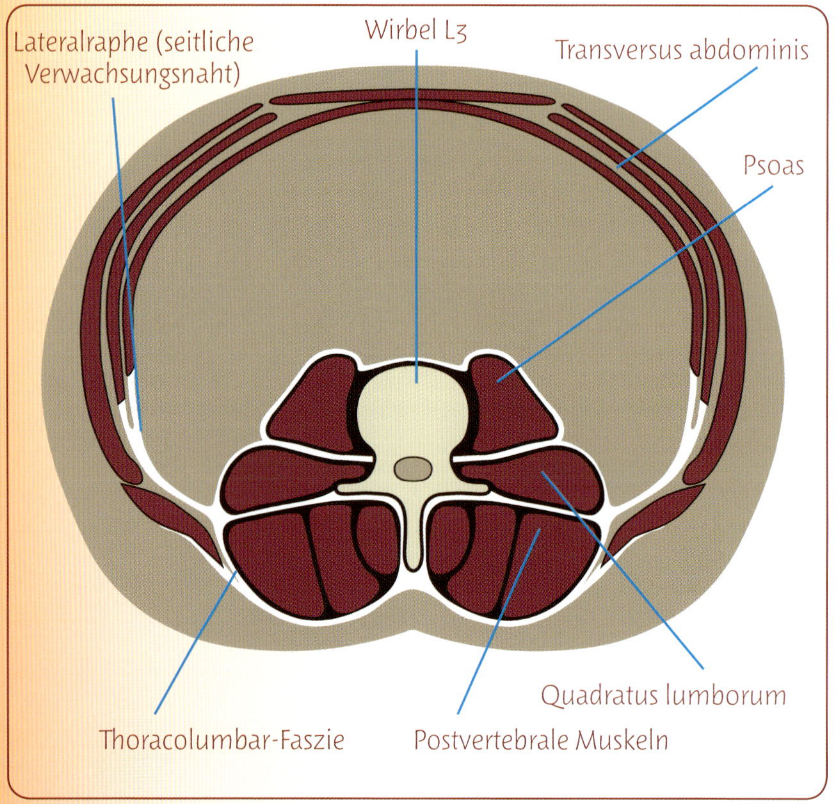

Special

schmerzen liegt. Meiner Erfahrung nach löst ein Ungleichgewicht oder eine Versteifung in diesem Bereich ebenfalls Schmerzen an anderer Stelle im Körper aus, z. B. im Knie, in der Hüfte oder in den Schultern. Deshalb arbeite ich als Rolfer oft genau in diesem Bereich.
Auch wenn noch immer diskutiert wird, wie die Faszien nun genau funktionieren und verlaufen, ist es für uns wichtig, dass die Faszien der Bauchmuskulatur und des großen Rückenmuskels (Latissimus dorsi) miteinander verbunden sind, um somit Becken und Schultergürtel ebenfalls miteinander zu verbinden. Wenn wir also in den Kriegerhaltungen üben, hilft es uns, sich diese Verbindung vorzustellen. In der Pyramide können wir diese Verbindungen sogar intensiv spüren.

Gesunde Körperhaltung und geschmeidige Bewegungen

An der Körperseite, zwischen Becken und zwölfter Rippe, gibt es einen kleinen Bereich, in dem die myofaszialen Schichten von Beinen, Bauch, Rücken und, wenn man sie weiter verfolgt, Schultern zusammenlaufen. Diesen nennt man das »lumbale intrafasziale Dreieck«. Das Zusammenspiel dieses Faszienverbindungsbereichs und der Thoracolumbar-Faszie ist immens wichtig für eine gesunde Körperhaltung und geschmeidige Bewegungen. Am besten spüren und bearbeiten Sie diesen Teil, wenn Sie die Variationen von Krieger I und Taube üben (siehe S. 67ff. und S. 98ff.). Wenn Sie in die seitliche Beugung gehen, ändern Sie jedes Mal ein wenig den Winkel. Dadurch haben Sie die Möglichkeit, dieses Faszienverbindungsdreieck zu bearbeiten.

Übung 3: Das seitlich gedrehte Dreieck (Parivrtta Parsvakonasana)

In dieser Asana bearbeiten wir eine wunderbar lange myofasziale Kette, die von den Füßen bis in die Hände hinein reicht. Gleichzeitig erfahren die tieferen Faszien durch den Druck des Oberkörpers auf die Oberschenkel eine kleine Massage. Für diese Übung brauchen Sie viel Konzentration und ruhige, rhythmische Atemzüge.

Wieder arbeiten wir mit der dynamischen Dehnung, dieses Mal allerdings konzentrieren wir uns auf andere Faszienschichten als bisher. Diese »diagonalen« Schichten vernachlässigen wir häufig in unseren gewohnheitsmäßigen Bewegungsmustern. Hierbei ist es ebenfalls sehr wichtig, zuerst die Achtsamkeit auf den Körper zu richten, bevor Sie sich bewegen. Konzentrieren Sie sich auf Ihren Atem und atmen Sie langsam mit tiefen, ruhigen Atemzügen – auch wenn es in der Übung mitunter heiß hergeht!

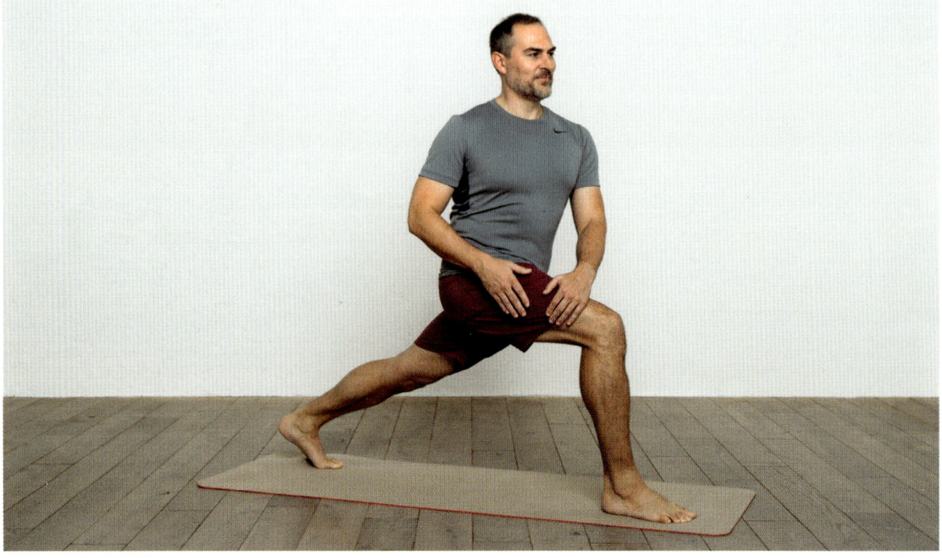

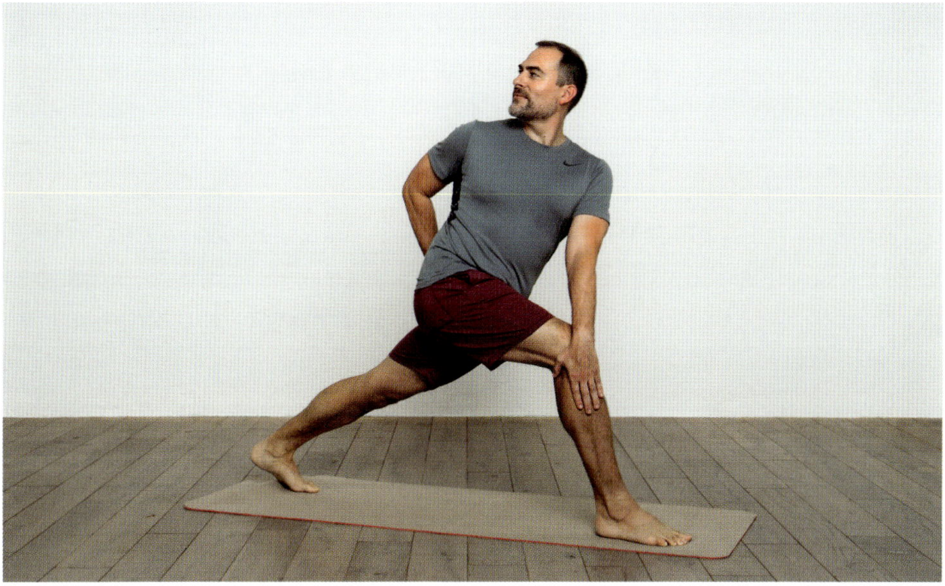

1. Beginnen Sie aus dem Stand mit einem Ausfallschritt mit dem linken Bein nach hinten und stellen Sie die Zehen fest auf den Boden auf.

2. Legen Sie die Hände vorn auf den rechten Oberschenkel.

3. Versuchen Sie, die linke Ferse noch weiter nach hinten zu strecken, und spannen Sie beide Oberschenkel fest an; führen Sie dabei ganz kleine, feine Wippbewegungen mit dem Becken durch.

4. Ziehen Sie Ihren Bauch nach oben und drehen Sie mithilfe der Hände den Oberkörper nach rechts.

5. Legen Sie die rechte Handfläche auf den unteren Rücken und schauen Sie über die rechte Schulter nach hinten.

6. Lassen Sie nun langsam den linken Arm über die Außenseite Ihres rechten Knies nach unten gleiten. Strecken Sie dabei immer die Taille nach vorn und das linke Bein nach hinten. So haben Sie das Gefühl, dass Sie sich in zwei verschiedene Richtungen strecken und dabei gleichzeitig mehr Stabilität bekommen.

7. Wenn Ihr Ellenbogen über der Außenseite Ihres Knies angekommen ist, beugen Sie den Arm und legen die Handfläche auf die rechte Seite des Brustkorbs oder das Brustbein.

8. Drücken Sie gleichzeitig die Fingerspitzen der linken Hand in den Oberkörper und rollen Sie die rechte Schulter weiter nach hinten und von der Körpermitte weg.

9. Führen Sie die Übung anschließend auch auf der anderen Seite aus.

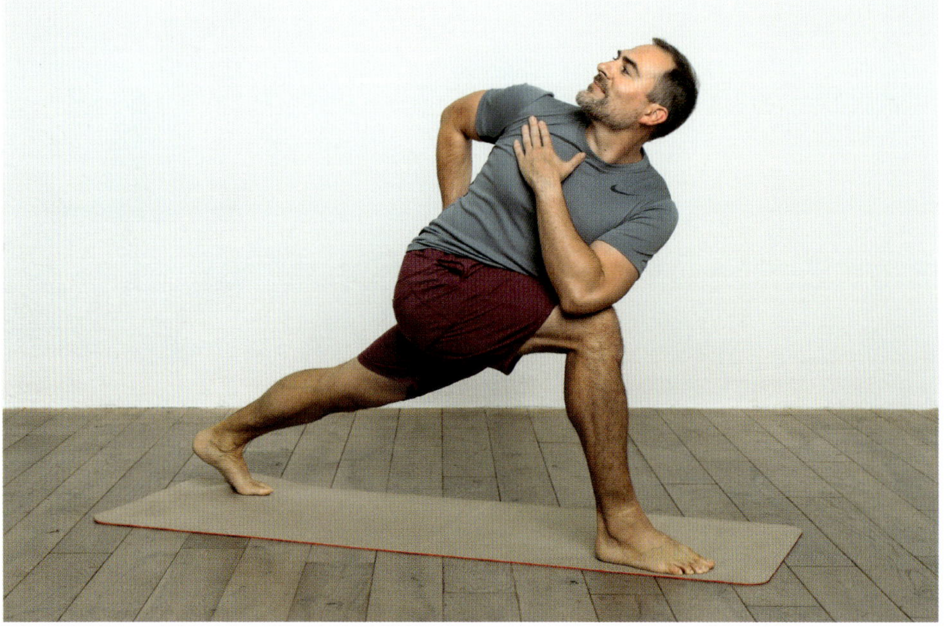

Variation für geübte Schlangenmenschen und zur Stärkung des Gewebes

1. Stellen Sie das rechte Bein vorn auf und das linke Knie hinter sich so auf den Boden, dass die Zehenspitzen in den Boden drücken.

2. Bringen Sie die Hände vor dem Brustbein wie bei dem indischen Gruß »Namaste« zusammen.

3. Den rechten Fuß und die linken Zehen drücken Sie kräftig in den Boden, damit auch das Gesäß aktiv angespannt ist.

4. Atmen Sie ein. Beim Ausatmen drücken Sie die Hände kräftig gegeneinander und drehen dann den Oberkörper schnell und mit Kraft nach rechts und gleich wieder zurück.

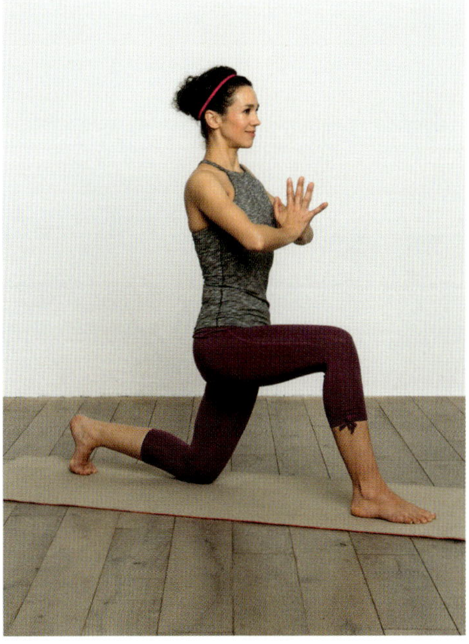

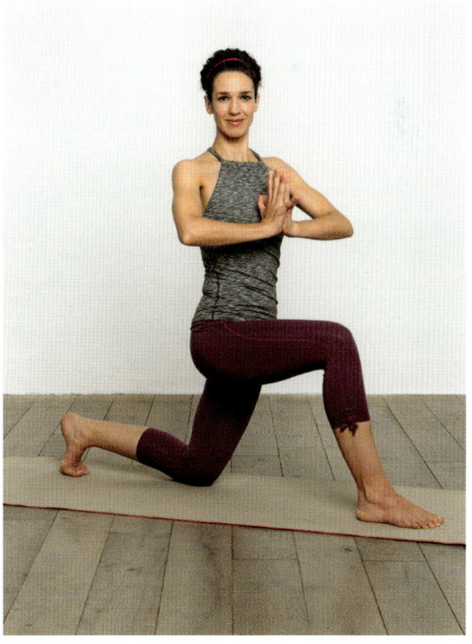

Übung 4: Die Kobra (Bhujangasana)

Die Kobra steigert auf der mentalen Ebene vor allem die Aufmerksamkeit. Die Asana ist ein einfacher Weg, um die ganze Vorderseite des Körpers, aber auch die tiefen Schichten um die Organe herum zu erreichen. Sie dehnt die Körpervorderseite, die typischerweise aufgrund einseitiger Belastung durch Büroarbeit verkürzt oder verkrampft ist.

Hierzu konzentrieren wir uns hauptsächlich auf die Vorderseite des Körpers und damit auf die Faszien, die von der Kehle über die Brust bis zum Schambein verlaufen. Wir gehen dabei sehr sanft vor; seien Sie vorsichtig und versuchen Sie nicht, Ihren Körper so hoch wie möglich zu heben! Spüren Sie immer die Länge in Ihrem Körper und eine leichte Dehnung auf der Körpervorderseite.

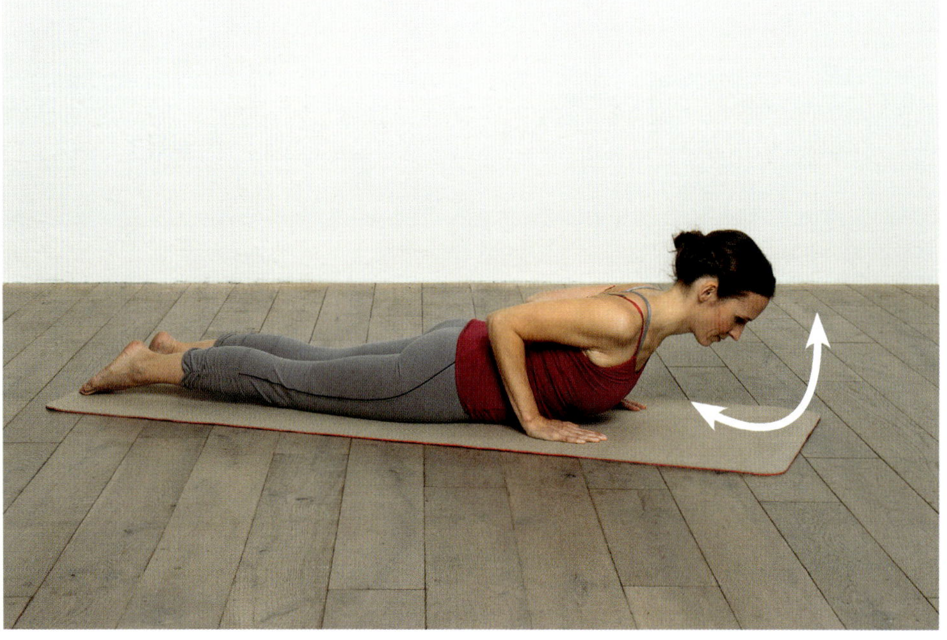

1. Legen Sie sich auf den Bauch und strecken Sie die Beine hüftbreit auseinander nach hinten.

2. Legen Sie die Hände neben Ihrem Oberkörper auf den Boden; die Daumen liegen dabei unter der letzten Rippe, die Sie auf dem Boden spüren können. Pressen Sie nun die Oberarme fest an den Oberkörper und strecken Sie die Ellenbogen in Richtung Boden.

3. Drücken Sie anschließend die Fußrücken fest gegen den Boden und versuchen Sie, von den Füßen über die Knie bis ins Becken Länge im Körper zu schaffen. Spannen Sie den Beckenboden (Mula Bandha) an, pressen Sie das Schambein leicht in den Boden und versuchen Sie, vom Schambein bis zum Brustbein so viel Länge wie möglich zu erreichen.

4. Drücken Sie nun zusätzlich die Hände fest in den Boden hinein und rollen Sie dann die Schulterblätter zunächst nach vorn zu den Ohren, danach in Richtung Decke. Geben Sie noch mehr Druck auf die Hände, spannen Sie die Rückseite der Oberarme an, die Ellenbogen pressen dabei weiterhin gegen den Oberkörper und nach unten in Richtung Boden. Rollen Sie jetzt die Schulterblätter nach hinten in Richtung Gesäß und heben Sie den Oberkörper bis zum unteren Rippenbogen an.

5. Schaffen Sie Länge über die ganze Körpervorderseite, indem Sie die Füße und die Hände fester in den Boden drücken, um den Brustkorb noch ein Stück weiter nach vorn zu strecken. In dieser leichten Beuge ist es wichtig, dass Sie Länge über den ganzen Körper schaffen und nicht den Kopf in den Nacken legen.

6. Bleiben Sie in der Länge und bewegen Sie den Oberkörper leicht von einer Seite zur anderen, wie eine Kobra. Lassen Sie nach 3 bis 5 Atemzügen locker und bringen Sie die Stirn zur Entspannung auf den Boden.

Variation I

1. Nehmen Sie die Grundhaltung ein. Heben Sie anschließend eine Hand, strecken Sie den Arm aus und drücken Sie die Fingerspitzen vorn auf den Boden. Wiederholen Sie dies mit der anderen Hand.

2. Drücken Sie die Fingerspitzen noch fester in den Boden und ziehen Sie Ihren Brustkorb ein wenig weiter nach vorn, bis Sie das Gefühl bekommen, für Ihren ganzen Bauchraum mehr Platz über dem Boden geschaffen zu haben.

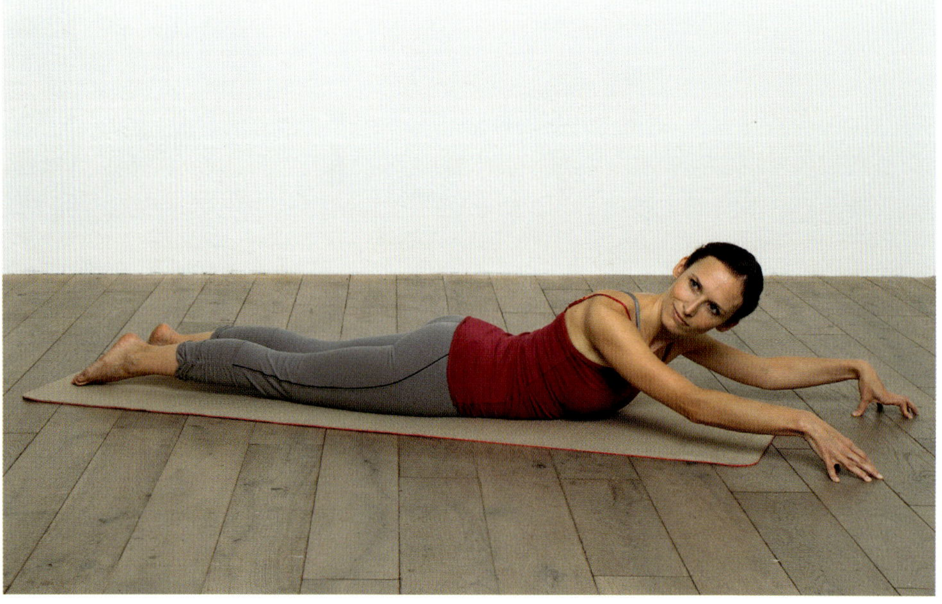

3. Strecken Sie nun beide Arme nach vorn aus und drücken Sie die Fingerspitzen beider Hände in den Boden. Winkeln Sie Ihren linken Arm leicht an und drehen Sie den Kopf langsam nach rechts, um über die rechte Schulter zu schauen.

4. Wechseln Sie die Seite.

5. Experimentieren Sie ein wenig, ob für Sie die Bewegung mit dem Ein- oder Ausatmen mehr Länge oder Elastizität in Ihren Körper bringt.

Viszerale Faszien

Die Faszien um die Organe herum verlaufen von der Schädelbasis am Zwerchfell vorbei durch den Bauchraum bis in den Beckenboden. Sie kleiden die Körperhöhlen aus und umhüllen die Organe. Sie dienen ebenfalls als Leitbahnen für neurovaskuläre (Nerven/Gefäße) und lymphatische Bündel im Bauchraum. Wenn wir die Variationen der Kobra üben, können wir uns die durchgehende Faszienschicht vom Schädel bis zum Beckenboden gut vorstellen und sogar nachspüren.

Variationen für Geübte

Nehmen Sie die Haltung wie bei der ersten Variation ein. Bauen Sie Spannung von den Füßen bis zur Bauchdecke auf und drücken Sie Ihren Oberkörper über die Fingerspitzen weit nach oben. Halten Sie Ihren Nacken dabei als Verlängerung der Wirbelsäule und sehen Sie nur mit den Augen nach oben in Richtung Decke. Bewegen Sie dabei den Oberkörper wie eine Kobra wieder leicht von einer Seite zur anderen.

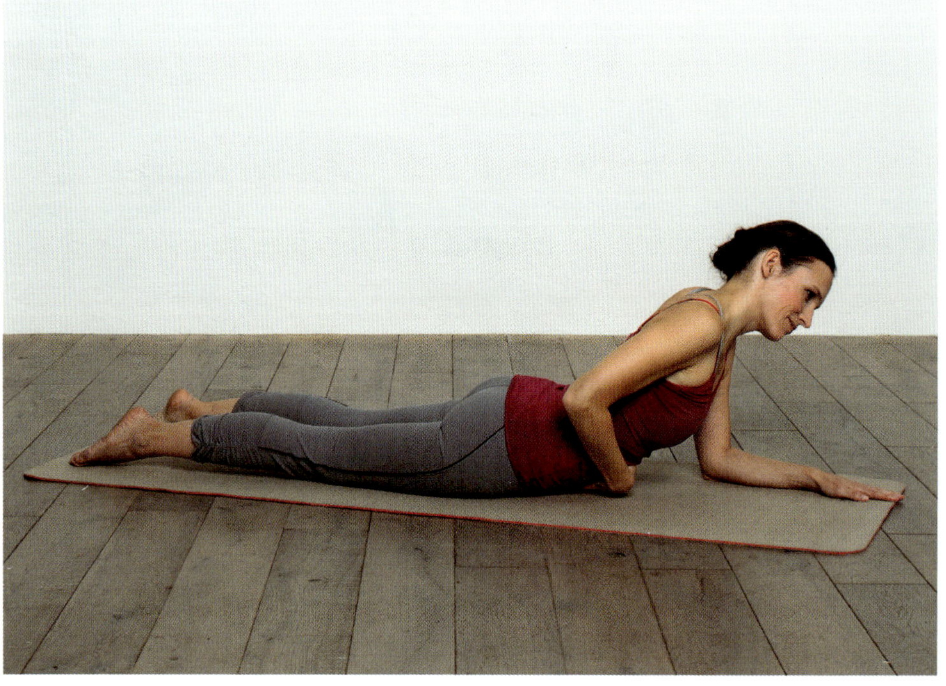

1. Bringen Sie Ihre Ellenbogen unter die Schultern, die Unterarme sind nach vorn gestreckt.

2. Nehmen Sie die Beine ein wenig weiter auseinander.

3. Stützen Sie sich etwas mehr auf den linken Unterarm und bringen Sie Ihre rechte Hand unter Ihren Bauch. Lassen Sie den Bauch auf Ihrer Hand ruhen. Ziehen Sie nun mit der rechten Hand Ihre Haut und das Gewebe nach vorn in Richtung Brustbein. Nehmen Sie die Hand weg und lassen Sie den Bauch wieder zurücksinken.

4. Spüren Sie eine weitere Verlängerung über die Körpervorderseite?

5. Bleiben Sie so gestützt und sehen Sie direkt nach vorn.

6. Blicken Sie nun mit den Augen in Richtung Decke, öffnen Sie den Mund und atmen Sie durch den Mund (Ujahi-Atmung, siehe S. 56f.).

7. Lassen Sie nach 5 Wiederholungen die Arme unter dem Körper hervorgleiten, legen Sie die Hände vor sich aufeinander und bringen Sie die Stirn auf die Hände.

Sie können auch folgende Variation probieren:

1. Gehen Sie in die Grundhaltung.

2. Drücken Sie den Spann beider Füße fest in den Boden und aktivieren Sie den Bauch (Gürtel-Bandha).

3. Heben Sie die Hände vom Boden und strecken Sie die Arme zur Seite aus. Ziehen Sie dabei die Hände an.

4. Drehen Sie Ihren Kopf nach rechts. Mit der nächsten Einatmung heben Sie von Ihrer Flanke ausgehend die rechte Seite und den rechten Arm weiter nach oben.

5. Ihr linkes Handgelenk liegt auf dem Boden. Mit der nächsten Einatmung schieben Sie Ihre rechte Hand noch weiter von sich weg und versuchen dabei, die vordere Seite des Brustkorbs bis in die Hände hinein weit auseinanderzuziehen.

6. Kommen Sie nach 3 bis 5 Atemzügen in die Mitte zurück, ohne die Hände auf den Boden zu legen. Wiederholen Sie die Übung auf der anderen Seite.

7. Bringen Sie zum Schluss die Hände unter der Stirn auf den Boden und entspannen Sie sich.

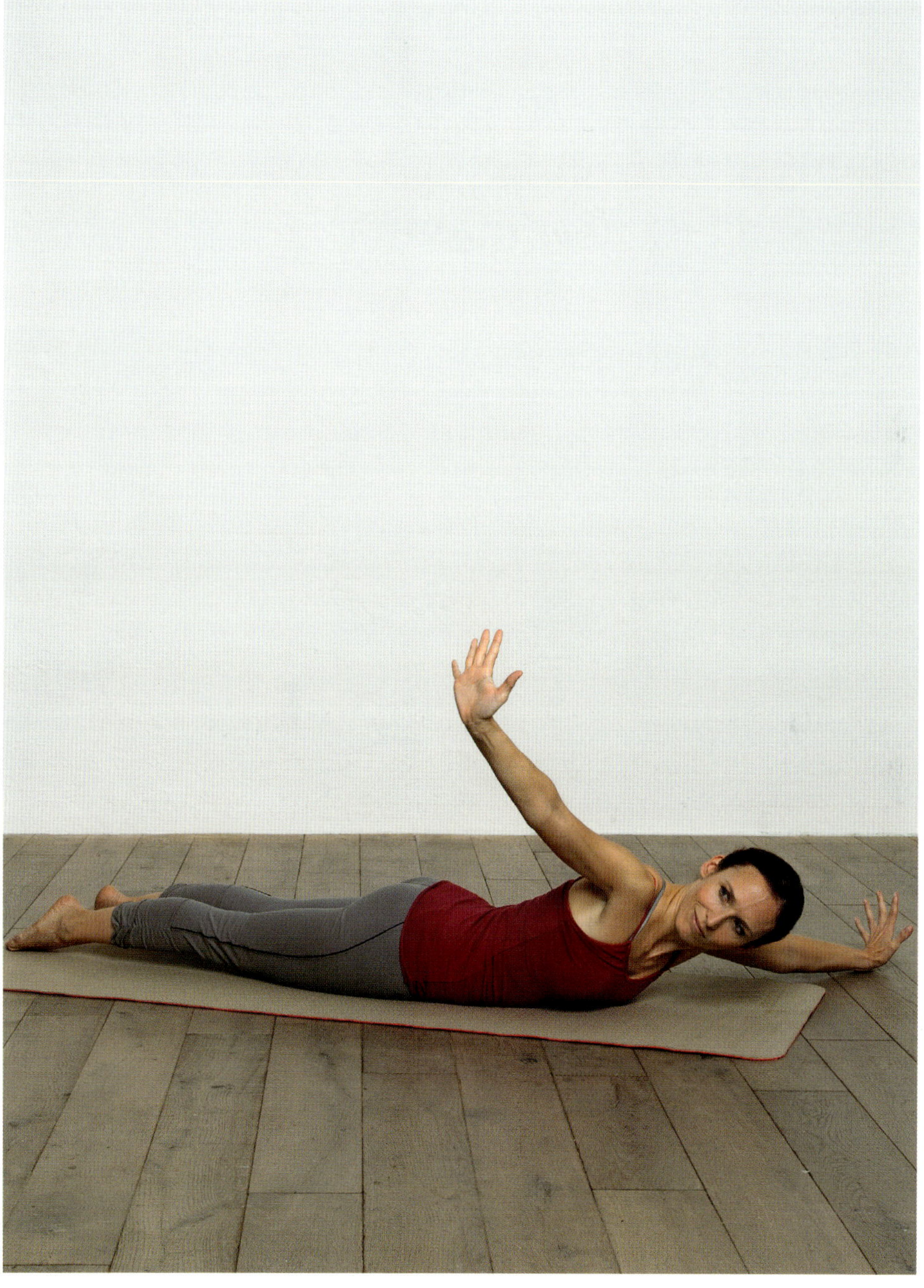

Übung 5: Die Taube (Eka Pada Rajakapotasana)

Bislang haben wir hauptsächlich die dynamische Dehnung und die federnden Bewegungen ausgeführt, um an der Elastizität des Gewebes zu arbeiten. Nun können wir uns ein wenig entspannen und die »Chilisoße« einer tiefen, passiven Dehnung genießen. Sobald Sie in einer Asana sind, z.B. ausgestreckt auf dem Boden liegen, bleiben Sie dort für einige Atemzüge und sinken tiefer in die Dehnung. Je nach Körperbau werden Sie die angenehme »Chilisoße« entweder im Gesäß, im unteren Rücken oder in den Adduktoren (Muskeln zum Heranziehen eines Körperglieds) spüren und hoffentlich genießen können.

Denken Sie daran, den Winkel in der Dehnung ständig zu ändern, um den Dehnungsreiz zu optimieren – die Faszien müssen häufiger in verschiedene Richtungen gedehnt werden, um die gewohnheitsmäßige Verspannung aufzulockern.

Mit den verschiedenen Variationen der Taube bearbeiten Sie fast alle wichtigen langen myofaszialen Ketten im vorderen Bereich des Körpers und vor allem auch die sehr wichtigen Faszienschichten über dem Hüftgelenk. In dieser Asana sind vor allem eine feine Körperwahrnehmung und Achtsamkeit gefragt.

1. Sie beginnen im Vierfüßlerstand.

2. Strecken Sie ein Bein nach dem anderen nach hinten aus und stellen Sie die Füße auf Zehenspitzen auf. Ziehen Sie das Oberschenkelgewebe ganz fest gegen die Knochen, strecken Sie die gesamte Bauchdecke und spannen Sie die Bandha an, ohne dabei den Kopf hängen zu lassen. Strecken Sie vom Scheitel bis zu den Fersen die Vorder- und Rückseite Ihres Körpers lang aus und halten Sie diese Position für 3 bis 5 Atemzüge.

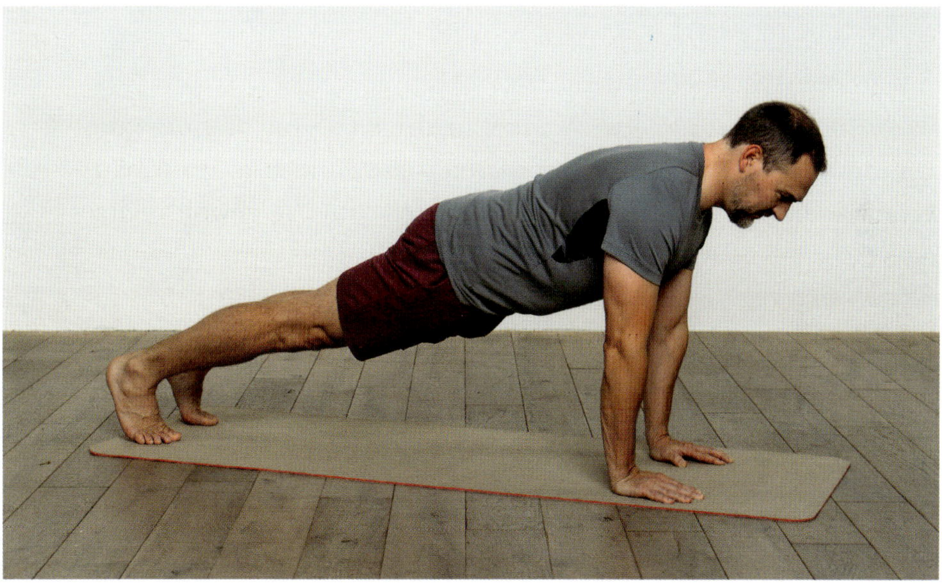

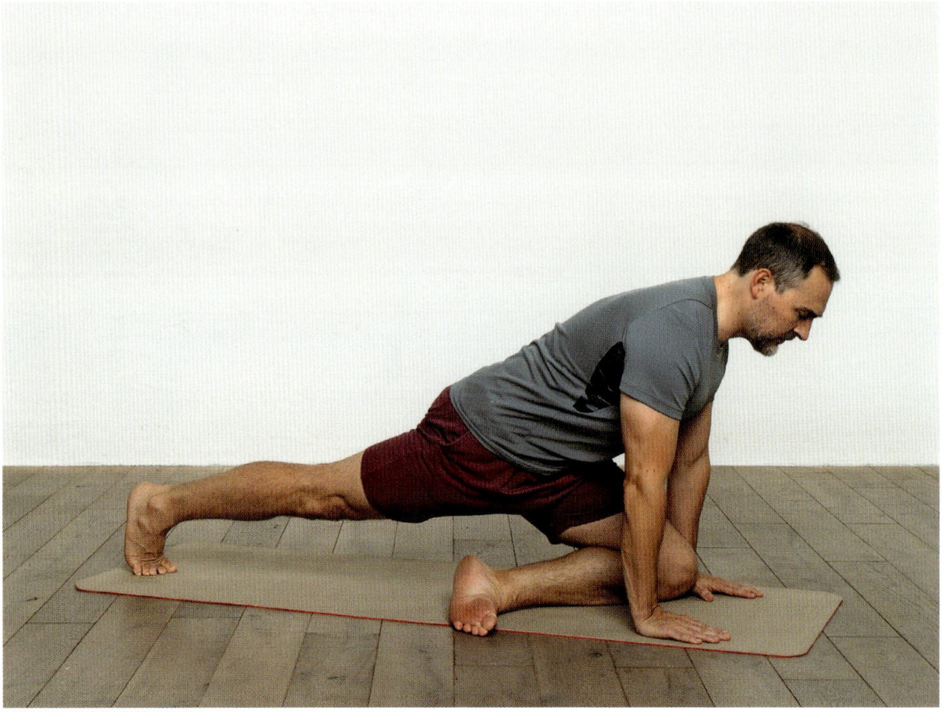

3. Heben Sie anschließend den linken Fuß und bringen Sie das Knie nach vorn bis zum Brustkorb. Dann legen Sie Ihren linken Unterschenkel diagonal unter dem Oberkörper auf dem Boden ab.

4. Mit dem rechten Bein rutschen Sie nun außerdem nach hinten, bis Ihr Gesäß auf dem Boden ist.

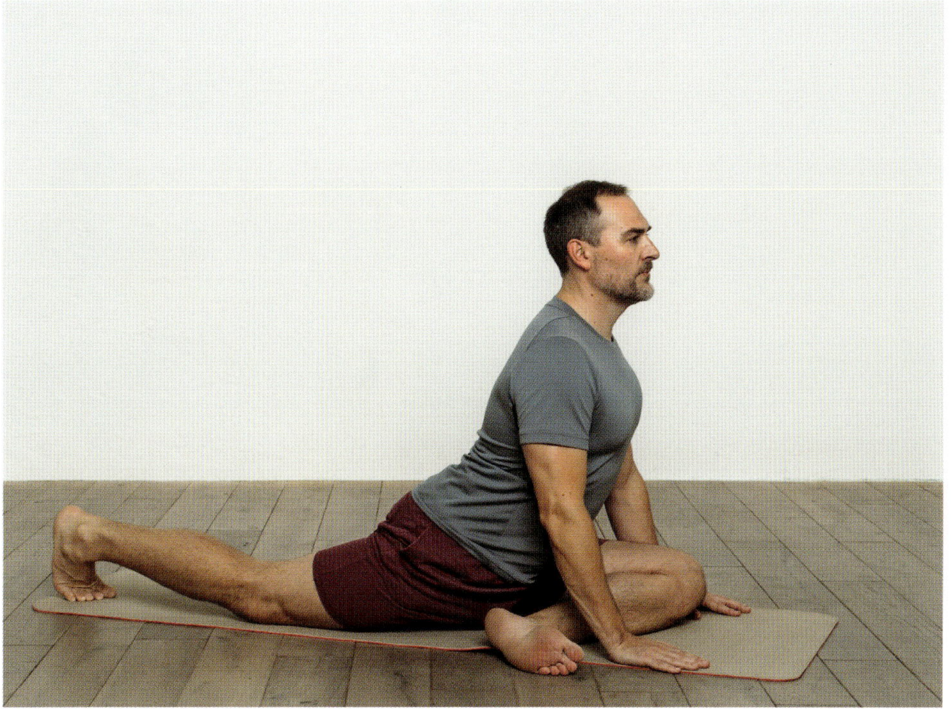

5. Positionieren Sie das linke Knie so, dass es leicht gedreht und offen auf dem Boden ruht – Sie sollten also nicht auf dem Unterschenkel sitzen.

6. Drehen Sie Ihren rechten Oberschenkel so, dass die rechte Hüfte ebenfalls nach vorn zeigt. Wenn Sie verdreht sitzen, bringen Sie einen Block oder ein Handtuch unter Ihre linke Gesäßhälfte, damit Sie keine Probleme haben, das Becken gerade nach vorn zu drehen (siehe dazu auch Abbildung auf S. 96).

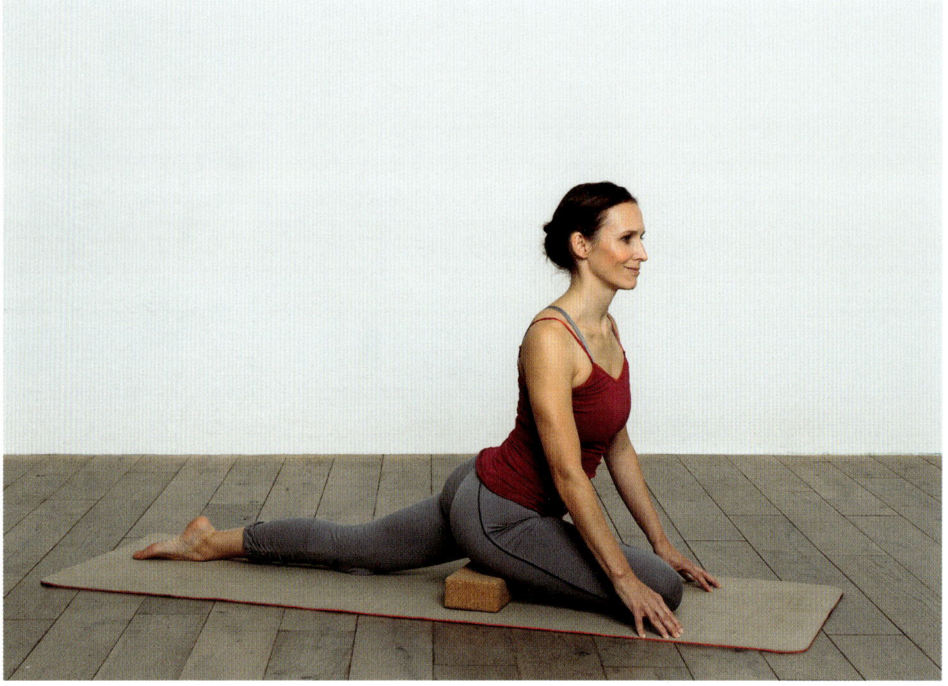

Diese Variante ist besonders für Wikinger geeignet.

7. Bringen Sie nun die Hände neben Ihrem Becken auf den Boden.

8. Finden Sie, ohne den Rücken durchzudrücken, wieder Länge über die vordere Seite der Wirbelsäule.

9. Richten Sie die Augen, ohne den Kopf in den Nacken zu legen, nach oben und spüren Sie so eine weitere Verlängerung über die Bauchdecke vom Schambein bis zur Kehle.

10. Behalten Sie die Augen nach oben gerichtet und strecken Sie langsam den ganzen Oberkörper nach vorn über den Boden aus. Strecken Sie also erst den Bauch nach vorn und senken Sie ihn dann nach unten

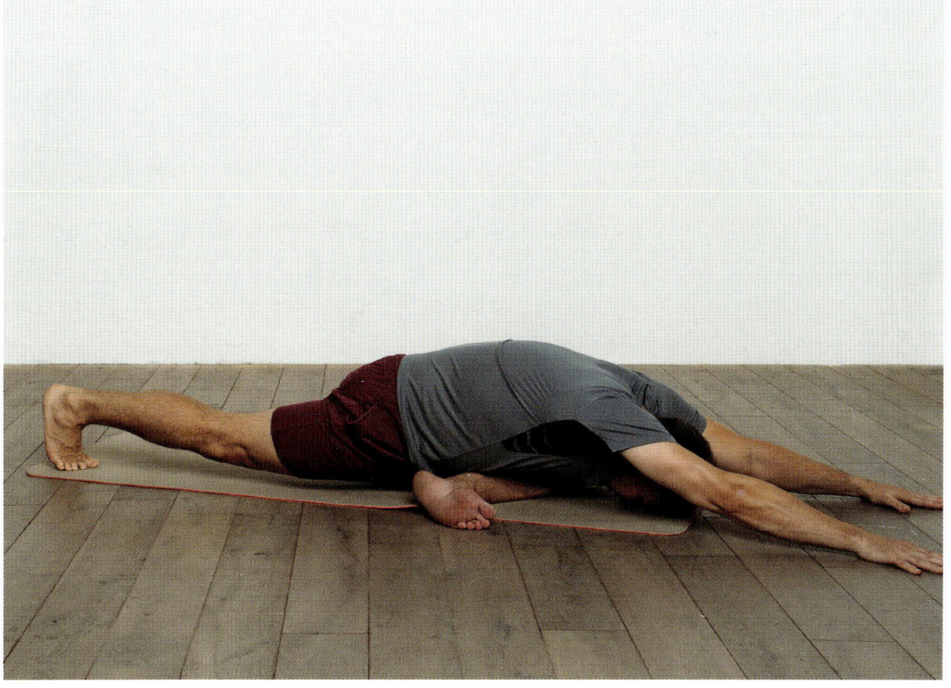

ab; danach die Rückenmitte, gefolgt von den Schultern und dem Brustkorb. Zum Schluss senken Sie die Augen und dann den Kopf.

11. Legen Sie die Stirn so auf den Boden, dass Ihr Nacken keine Verspannung spürt. Strecken Sie die Arme lang nach vorn und atmen Sie ruhig und gleichmäßig ein und aus. Drücken Sie die rechte Ferse so fest nach hinten, dass sich das Knie wie von selbst vom Boden hebt.

12. Ziehen Sie die Hände wieder nach hinten unter die Schultern. Heben Sie erst nur die Augen, dann den Kopf und nach und nach den ganzen Oberkörper.

13. Gehen Sie in die Brettposition (Übungsschritt 2) zurück und wiederholen Sie die Übung dann auf der anderen Seite.

Variation A

Führen Sie die Schritte 1 bis 7 aus, dabei ist das linke Bein nach hinten gestreckt. Bleiben Sie in dieser Haltung wie beschrieben, aber mit über dem Boden ausgestreckten Armen sitzen.

8. Schaffen Sie von der Rückenmitte über die Schultern und die Achseln bis hin zu den Händen Länge, jedoch ohne dabei die Schultern zu den Ohren zu ziehen. Drücken Sie die Fingerspitzen wie Vogelkrallen gegen den Boden.

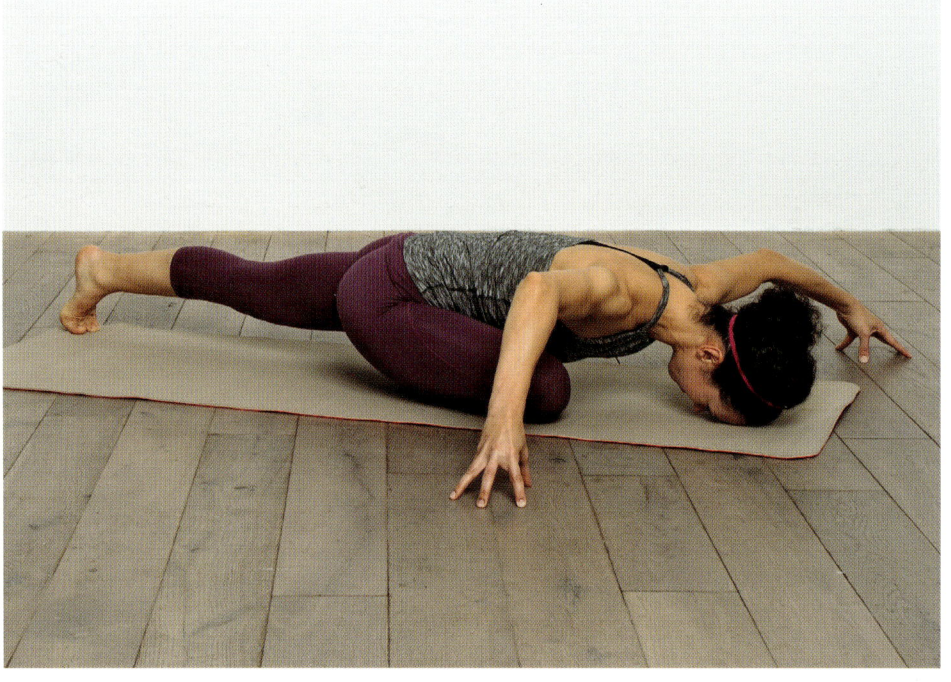

9. Strecken Sie sich von der Rückenmitte aus nach hinten über den unteren Rücken. Becken und Beine strecken Sie zu den Fersen und zwar so lang, bis sich Ihr Knie wie von selbst vom Boden hebt.

10. Halten Sie diese Position für 3 bis 5 Atemzüge.

11. Krabbeln Sie mit den Händen über die Fingerspitzen voneinander weg, so weit, bis die Arme zur Seite ausgestreckt sind.

12. Drücken Sie die Fingerspitzen gegen den Boden, rollen Sie die Ellenbogen nach oben und wieder zurück. Wiederholen Sie diese Bewegung 3-mal.

13. Ziehen Sie die Hände wieder nach hinten unter die Schultern. Heben Sie zuerst nur die Augen, dann den Kopf und nach und nach den ganzen Oberkörper.

14. Gehen Sie in die Brettposition (Übungsschritt 2) zurück und wiederholen Sie von da an die Übung auf der anderen Seite.

Variation B

Führen Sie die Schritte 1 bis 7 aus, dabei ist das linke Bein nach hinten gestreckt. Bleiben Sie in dieser Haltung wie beschrieben sitzen, aber drehen Sie dann den Oberkörper leicht nach rechts in Richtung Knie.

8. Beugen Sie sich langsam nach vorn und unten in Richtung Boden.

9. Strecken Sie Ihren linken Arm so weit es geht diagonal nach rechts. Legen Sie Ihre rechte Hand zur Unterstützung neben sich auf den Boden oder bilden Sie mit der Hand eine Faust und legen Sie diese unter die Stirn.

10. Ziehen Sie die Hände wieder nach hinten unter die Schultern. Heben Sie erst nur die Augen, dann den Kopf und nach und nach den ganzen Oberkörper.

11. Gehen Sie in die Brettposition (Übungsschritt 2) zurück und wiederholen Sie von da an die Übung auf der anderen Seite.

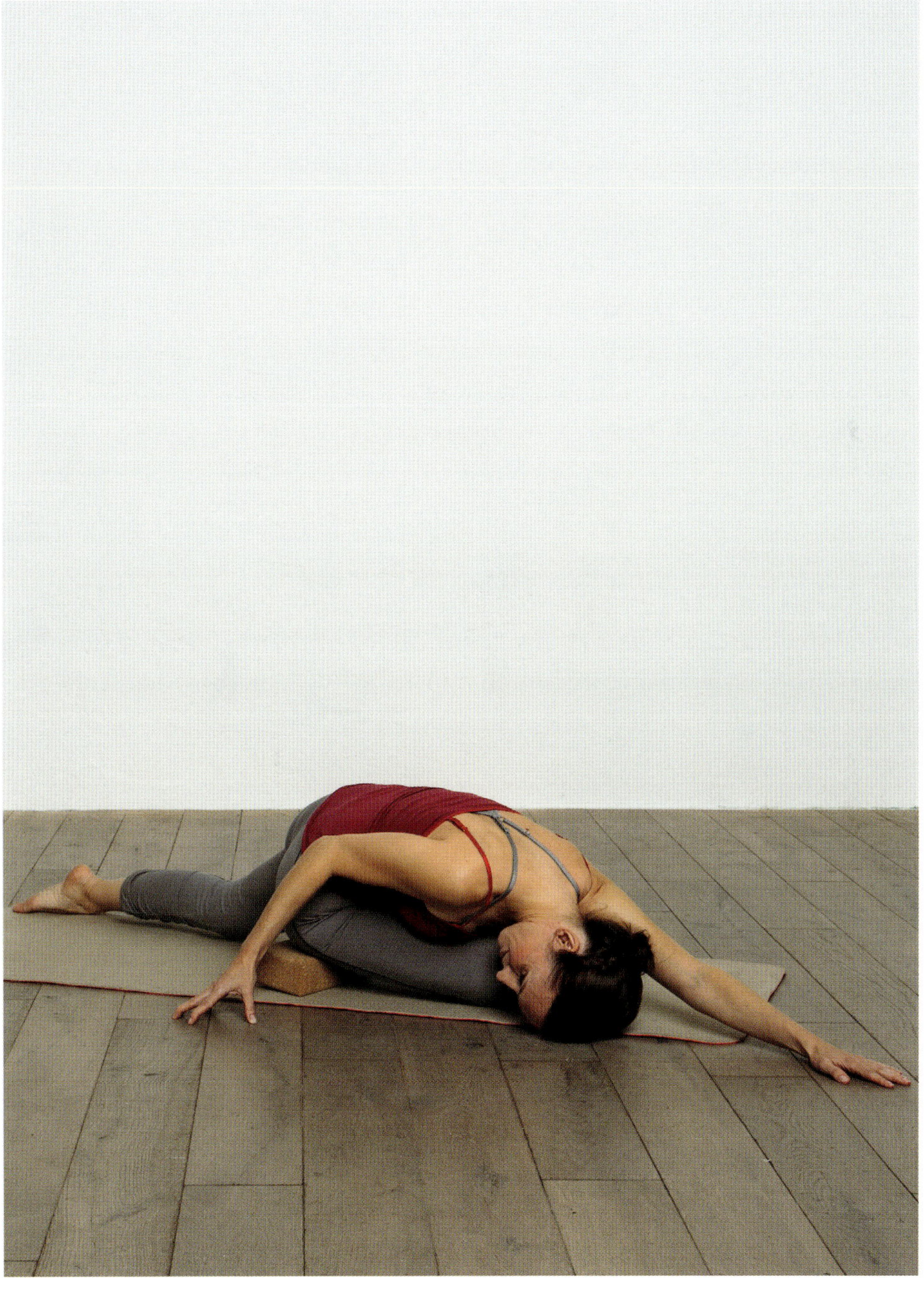

Variation C

Führen Sie die Schritte 1 bis 7 aus, dabei ist das linke Bein nach hinten gestreckt. Bleiben Sie in dieser Haltung wie beschrieben sitzen, aber legen Sie die linke Hand in die Mitte vor Ihren Körper und die rechte Hand neben dem Körper auf den Boden.

8. Ziehen Sie den Oberkörper langsam in die Länge und drehen Sie dann die Schultern nach rechts. Gleichzeitig blicken Sie über die rechte Schulter nach hinten.

9. Drücken Sie die Zungenspitze in die rechte Wange, sodass sie nach außen eine kleine Beule bildet, und spüren Sie, wie einfach sich Ihr Körper mit seiner Elastizität weiter bewegen kann.

10. Ziehen Sie die Hände wieder nach hinten unter die Schultern. Heben Sie erst nur die Augen, dann den Kopf und nach und nach den ganzen Oberkörper.

11. Gehen Sie in die Brettposition (Übungsschritt 2) zurück und wiederholen Sie von da an die Übung auf der anderen Seite.

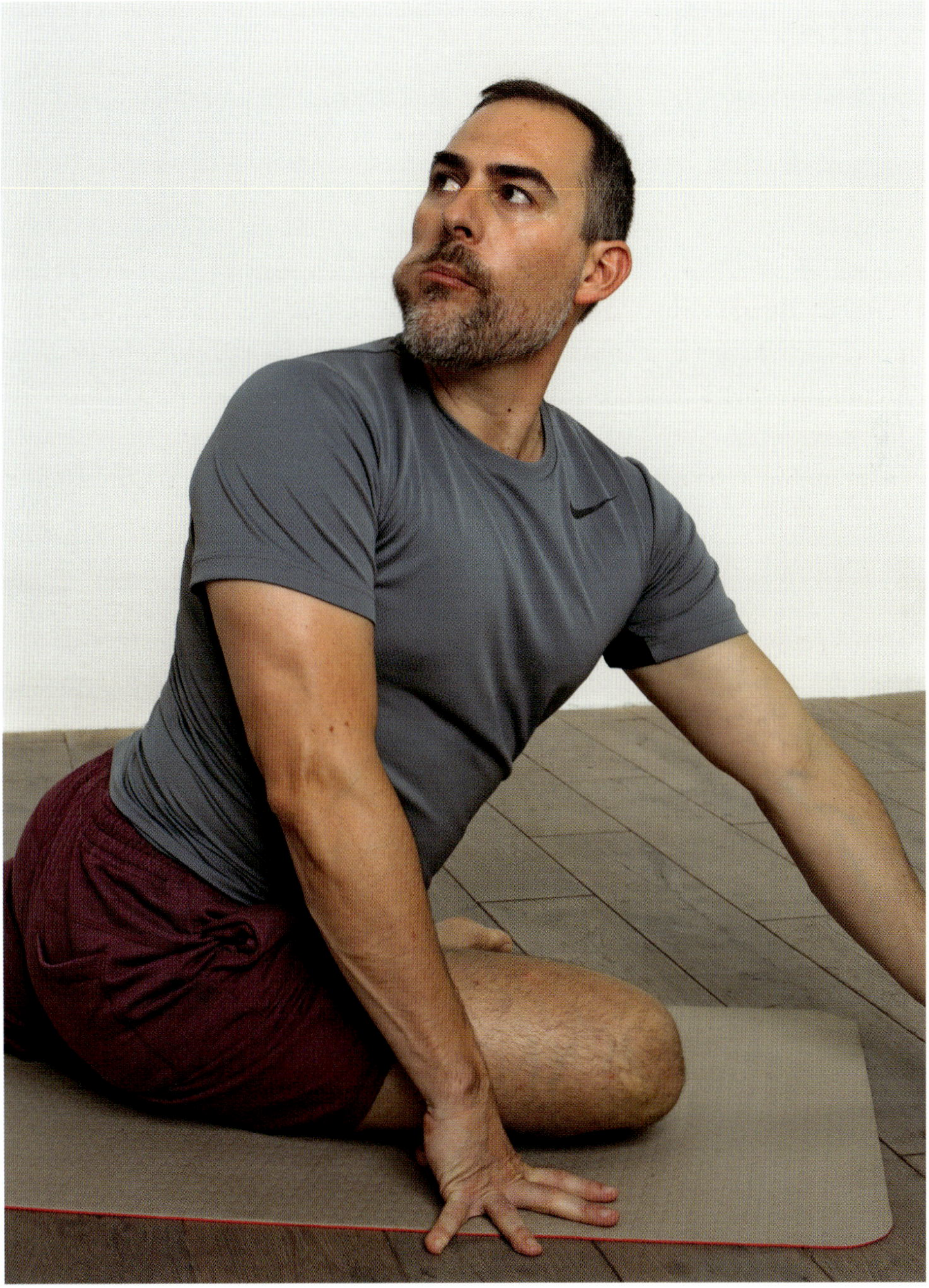

Übung 6: Propriozeption

Als Kinder haben wir manchmal ein Berührungsspiel gespielt, vielleicht kennen Sie es auch? Bitten Sie jemanden, mit den Fingern auf Ihrem nackten Rücken Muster zu malen, Zahlen zu schreiben oder einfach nur mit den Fingerkuppen Ihre Haut zu berühren. Können Sie erraten, was gezeichnet oder geschrieben wurde oder wie viele Fingerkuppen die Haut berührt haben?

Versuchen Sie, mit geschlossenen Augen auf Ihrem rechten Bein zu stehen; das linke Bein ist gebeugt und angehoben. Nun versuchen Sie, mit der rechten Hand Ihr linkes Knie zu berühren.

In beiden eben genannten Beispielen sind bei der Wahrnehmung Ihre Faszien aktiv.

Sensorische Wahrnehmung

Wenn Sie einmal eine Verletzung oder auch eine intensive Verspannung hatten, kann es passieren, dass Sie einen Teil Ihrer Propriozeption – der sensorischen Körperwahrnehmung – verloren haben. In meiner Praxis als Rolfer erlebe ich das besonders oft bei Kunden mit Rückenproblemen, aber auch bei Knie- und Schulterverletzungen. Es scheint dann, als ob die Wahrnehmung der betroffenen Körperpartien und der sie umgebenden Stellen ausgeschaltet wurde. Wenn meine Kunden die Körperwahrnehmung nun wieder erlernen, geschieht es häufig, dass damit auch die durch die Verletzung bedingten Schmerzen abnehmen.

Wir bezeichnen deshalb die Faszien als sechstes Sinnesorgan, da sie diese Form der Eigenwahrnehmung erst möglich machen. Ein Grund dafür ist, dass sie oft wesentlich mehr Mechanorezeptoren aufweisen als beispielsweise unsere Muskeln. Propriozeption zeigt uns, wo und wie sich unser Körper in einem Raum befindet, wie der Abstand zu verschiedenen Objekten ist. Es kann sein, dass Sie jetzt, während Sie das Faszienyogabuch lesen, etwas trinken. Probieren Sie es einmal aus: Ohne Ihre Augen von der Buchseite zu nehmen und ohne darüber nachzudenken, wissen Sie genau, wo das Glas steht, wohin Sie greifen und wie hoch sie es heben müssen, damit Sie es zum Mund führen können. Sie wissen auch, wie groß der perfekte Schluck ist und wie Sie das Glas ohne hinzusehen wieder an seinen Platz zurückstellen. Diese Bewegungsabläufe und das Wissen um Abstände und Gegenstände im Raum sind das Ergebnis eines lebenslangen Lern- und Übungsprozesses unserer Faszien.

Ein kleines Experiment

Mit der folgenden spielerischen Übung können Sie sich ganz auf die sensorische Wahrnehmung konzentrieren. Nutzen Sie solche Übungen als Ausgleich am Ende Ihrer täglichen Übungspraxis. Es geht hier vor allem um die Eigenwahrnehmung des Körpers im Raum, also darum herauszufinden, zu erfühlen, wo genau sich Ihre Hände und Füße befinden und/oder was passiert, wenn Sie Ihr Körpergewicht von einem Fuß auf den anderen verlagern.

Stehen Sie bequem auf beiden Beinen, die Augen sind geschlossen. Heben Sie nun ein Knie so hoch, wie es für Sie geht, ohne dass es unbequem wird. Halten Sie diese Stellung so lang wie möglich mit geschlossenen Augen. Ist es anstrengend für Sie, diese Position zu halten? Was müssen Sie tun, um das Gleichgewicht zu halten?

Wiederholen Sie jetzt die Übung. Halten Sie die Augen weiterhin geschlossen und nutzen Sie nun bewusst Ihr Gehör. Konzentrieren Sie sich auf die Geräusche um Sie herum. Können Sie unterscheiden, was Sie in der Nähe und was Sie in größerer Entfernung hören? Wiederholen Sie die Übung, wieder mit geschlossenen Augen. Konzentrieren Sie sich jetzt auf alle Gerüche, die Sie wahrnehmen können.

Zum Schluss wiederholen Sie die Übung mit geöffneten Augen. Sehen Sie gerade nach vorn und öffnen Sie dabei den peripheren Blickwinkel, damit Sie die Seiten, den Fußboden und die Decke wahrnehmen können, ohne dabei die Augen zu bewegen.

Wenn Sie die Versuche miteinander vergleichen, bemerken Sie vielleicht, dass die Durchführung und das Halten des Gleichgewichts jedes Mal etwas anders und unter bestimmten Umständen sogar leichter waren.

Diese Form der Übung können Sie auch leicht in eine Asana integrieren. Bevor Sie in die Asana hineingehen, schließen Sie die Augen, hören, was um Sie herum geschieht, und führen die Asana erst dann aus. Wenn Sie in der Endstellung der Asana sind, versuchen Sie, Ihr Hören noch weiter zu intensivieren, um auch weiter entfernte Geräusche wahrnehmen zu können.

Die Übungen helfen Ihnen, Ihre Propriozeption langsam, aber stetig zu verbessern. Damit verbessern Sie gleichzeitig Ihr Körpergefühl und die Art und Weise, wie Sie sich leichter und sicherer auch in unbekannter Umgebung bewegen können.

Tischlein streck dich!

Der Name der Übung erinnert an Grimms Märchen. Vielleicht kennen Sie sie bereits aus der Rückenschule? Hier geht es jedoch um die bewusste Wahrnehmung des Körpers in einer Bewegung.

1. Begeben Sie sich in den Vierfüßlerstand, und zwar so, dass sich Ihre Handgelenke unter den Achseln befinden und die Knie unter den Hüftgelenken (siehe Abbildung S. 108).

2. Halten Sie Ihren Kopf so, dass er sich für Sie wie eine natürliche Verlängerung der Wirbelsäule anfühlt (siehe Abbildung S. 108).

3. Entspannen Sie Ihren Beckenboden so, dass Sie sich vorstellen können, wie sich die Sitzknochen ein wenig voneinander weg bewegen.

4. Schauen Sie in einigem Abstand vor sich auf den Boden und versuchen Sie, dabei auch Ihr Umfeld an den Seiten im Blick zu haben (siehe Abbildung S. 108).

5. Drücken Sie die Fingerspitzen und die Unterschenkel fest in den Boden. Unter Umständen spüren Sie jetzt, wie sich Ihr Rücken öffnet und Ihre Körpermitte aktiviert wird.

6. Behalten Sie diesen Druck auf Hände und Füße bei.

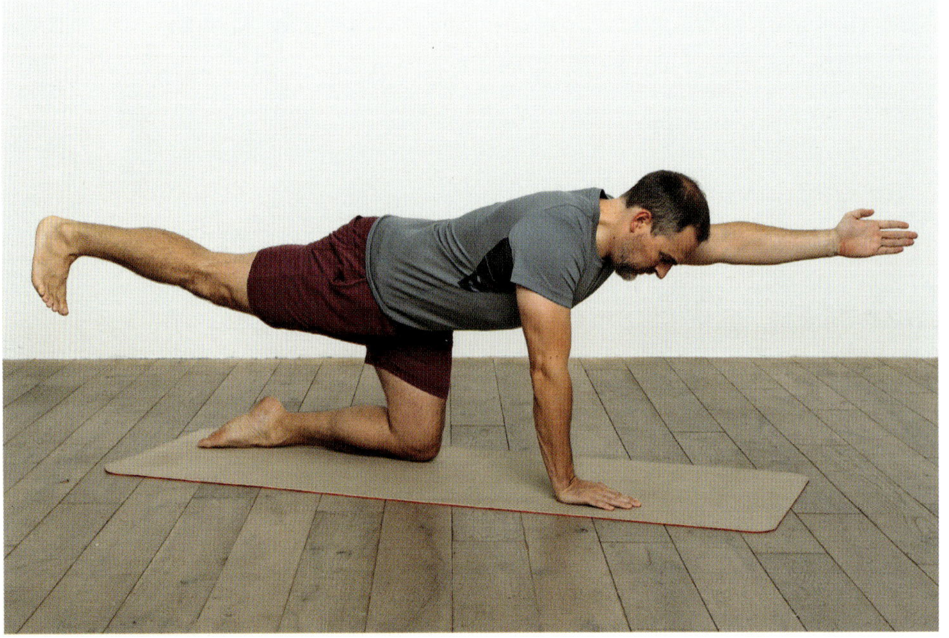

7. Strecken Sie nun den linken Arm und das rechte Bein nach vorn bzw. hinten aus.

Die tanzende Kobra

Bei dieser Übung geht es darum, die Änderung in der Bewegungsrichtung wahrzunehmen. Achten Sie darauf, wie unterschiedlich die Bewegungserfahrung sein kann, wenn Sie die Bewegung mit Ihrer Hand oder mit Ihrem Fuß lenken.

1. Legen Sie sich auf den Bauch, die Arme sind wie ein V diagonal nach vorn ausgestreckt, die Handflächen liegen auf dem Boden (siehe Abbildung S. 111).

2. Drehen Sie Ihren Kopf so, dass Sie das linke Ohr auf den Boden bringen können (siehe Abbildung S. 111).

3. Drücken Sie die rechte Hand kräftig in den Boden und spüren Sie, wie sich die Bewegung in der Schulter fortsetzt. Drücken Sie nun noch fester gegen den Boden und sich so von Ihrer Hand weg, dass sich die Bewegung über Ihren Rumpf und das Becken fortsetzt und Sie die rechte Seite Ihres Beckens leicht anheben können. Lassen Sie die Bewegung noch weiter fließen, bis Sie auch Ihr rechtes Bein und den Fuß heben können.

4. Ihr rechter Fuß streckt sich dann noch weiter nach oben und hinten bis über Ihren linken Unterschenkel.

5. Es fühlt sich an, als ob Sie von Ihrer rechten Hand bis zu Ihrem rechten Fuß einen leichten Spiralbogen bilden.

6. Kehren Sie die Bewegungen um und kommen Sie nach und nach wieder in die Ausgangsposition zurück.

7. Drehen Sie jetzt Ihren Kopf auf Ihr rechtes Ohr und wiederholen Sie die Übung dann auf dieser Seite.

8. Begeben Sie sich wie oben beschrieben in die Ausgangsposition.

9. Heben Sie nun langsam den linken Fuß und stellen Sie sich dabei vor, dass dieser »neugierig« geworden ist und sich deshalb weit von Ihrem Körper entfernt und sich streckt, um zu sehen, was auf Ihrer rechten Körperseite passiert.

10. Spüren Sie, wie zuerst das Becken auf der linken Seite und dann auch Ihre linke Oberkörperseite reagieren und dem Fuß folgen wollen.

11. Geben Sie dieser Streckung nach, bis Sie das Gefühl haben, Ihr linker Fuß ziehe an Ihrer linken Hand.

12. Lösen Sie die Übung in umgekehrter Reihenfolge wieder auf.

13. Drehen Sie Ihren Kopf und wiederholen Sie die Übung auf der anderen Körperseite.

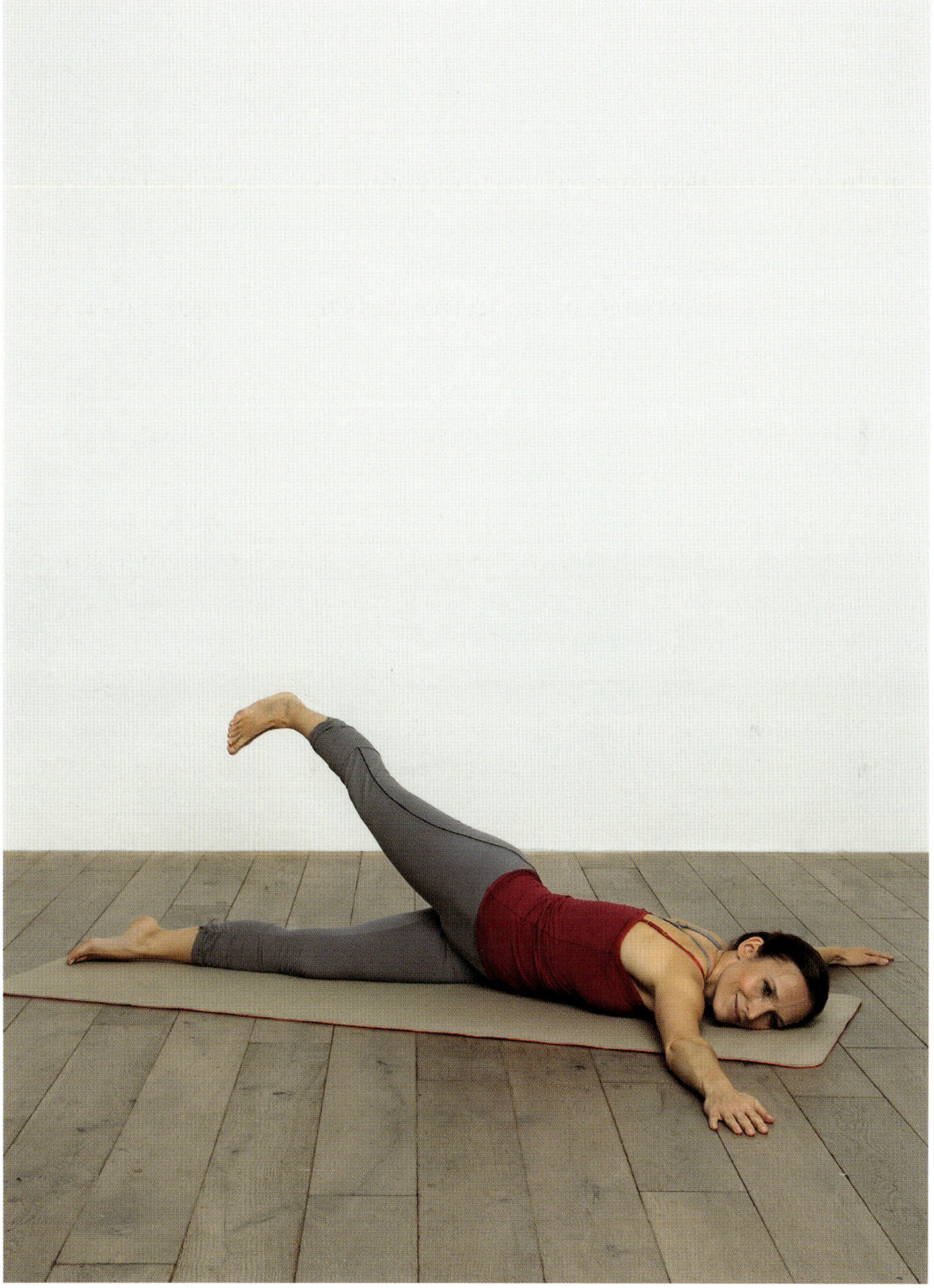

Zum Ausklang: Die Faszien beleben

Nach einer ausgiebigen Yogastunde tut es gut, die Faszien zu beleben. Dafür benötigen wir ungefähr eine Viertelstunde Zeit, in der wir uns eine Art Selbstmassage mit Rollen und Bällen gönnen. Durch die Bewegung über die Rollen und Bälle werden die Faszien mittels mechanischem Druck hydriert, also »bewässert«, mögliche Verklebungen werden gelöst. Denn wie bereits beschrieben, bestehen die Faszien zu 75 Prozent aus Wasser. Wenn wir mechanischen Druck auf sie ausüben, kommt es darin zu einem Flüssigkeitsaustausch, der den Stoffwechsel anregt und die Versorgung der Faszien und umliegenden Organe verbessert.

Bei dieser Art der Selbstmassage stelle ich mir immer vor, die Rolle wirke wie meine Hände während einer Rolfingbehandlung: Der Druck wird sehr langsam, schiebend und am besten in einem bestimmten Winkel der Rollen zum Körper ausgeübt. Nach der Asanapraxis ist es übrigens gut, langsam mit den Rollen zu arbeiten. Wir bewegen uns über die Rollen und stellen uns dabei vor, wie wir Wasser aus einem Schwamm drücken. Wie wir aus Erfahrung wissen, ist ein trockener Schwamm steif und hart, ein Schwamm mit zu viel Wasser hingegen schwer und unbeweglich; nur ein seiner Kapazität angemessen gefüllter Schwamm ist weich und elas-

Bitte seien Sie vorsichtig!

Um Verletzungen zu vermeiden, nutzen Sie bitte nur Ihr eigenes Körpergewicht auf der Rolle, erhöhen Sie es nicht künstlich! Schlangenmenschen sollten mit den Rollen am besten nur einmal pro Woche arbeiten. In den Bereichen, von denen Sie wissen, dass Ihr Gewebe sehr weich ist, z. B. an der Oberschenkelinnenseite, ist es besser, keine langsamen Rollbewegungen zu machen; führen Sie stattdessen kurze und schnelle Bewegungen aus, um das Gewebe zu festigen. Auf jeden Fall gilt: Rollen Sie nicht über die knochigen Teile Ihrer Knie und nicht ganz hinauf bis zu Ihrer Leiste.

Die Handgelenke schützen!

Wenn Sie die Übung für die Handgelenke zu anstrengend finden, drücken Sie besser die Hände als Fäuste geballt auf den Boden oder benutzen Sie Blöcke zur Unterstützung. Falls das für Sie im Sitzen nicht machbar ist, können Sie die Übung auch im Liegen beginnen. Im Liegen benutzen Sie den freien Fuß, um die Rolle gleichmäßig von oben nach unten und wieder zurück zu schieben.

tisch. Mit den Faszien verhält es sich ähnlich. Gesunde Faszien sind gut hydriert, damit keine Verklebungen und Versteifungen vorkommen. So gleiten die Muskeln leichter und nahezu mühelos übereinander. Hydrierte Faszien verbessern somit auch die Körperwahrnehmung.

Während wir uns langsam über die Rollen bewegen, wird uns bewusst, wie sich der Kontakt unserer Haut mit dem Boden und der Rolle ständig ändert. Daher ist es besonders wichtig, langsam von einer Übung zur nächsten zu gehen. Wir legen uns zwischen den Übungen auf den Rücken, atmen tief in den Bauch und spüren nach, was alles in uns passiert. Da wir alle unterschiedliche Körper mit eigenen Gewebehistorien haben, werden wir auf den Rollen auch Unterschiedliches spüren. Bei manchen wird das Rollen beim ersten Mal wehtun, bei anderen nur an bestimmten Körperstellen, bei einigen ist der Druck eher ein angenehmes Gefühl.

Rollen und Bälle

Inzwischen gibt es von verschiedenen Firmen ein breites Angebot an Rollen und Bällen. Ich bevorzuge die Produkte der Firma Relaxroll, da dort die Rollen in unterschiedlichen Härtegraden erhältlich sind. Aus meiner Sicht ist es sehr wichtig, mit der richtigen Härte zu beginnen. Wenn Sie eher ein Schlangenmensch sind, Verletzungen haben oder älter als 60 Jahre sind, sind weichere Rollen die bessere Wahl.

Übungen mit Rollen und Bällen

1. Setzen Sie sich aufrecht hin und strecken Sie dabei beide Beine so weit aus, dass die Rolle unter der Achillessehne liegt. Legen Sie ein Bein über das andere, damit ein leichter Druck auf dem unteren Bein spürbar ist. Schaukeln Sie zunächst die Beine von Seite zu Seite über die Sehne.

2. Heben Sie nun Ihr Becken an und bewegen Sie sich langsam auf der Rolle über die Unterschenkelrückseite bis kurz vor der Kniebeuge, dann wieder zurück in Richtung Fuß. Die gleiche Übung führen Sie mit dem anderen Bein durch.

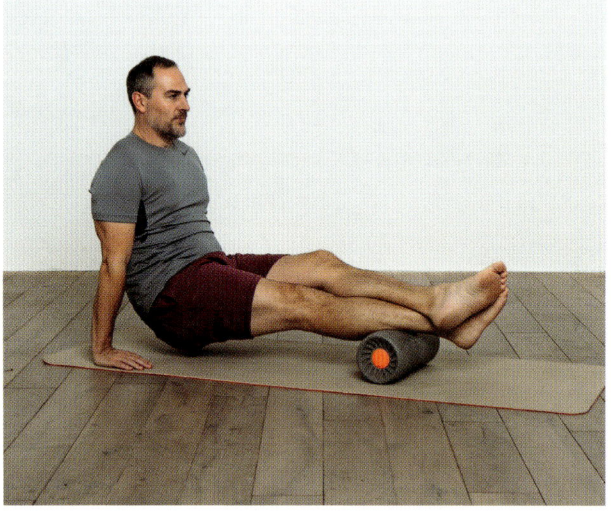

Sie spüren wahrscheinlich eine sehr gute Dosis »Chilisoße« in der Wade; versuchen Sie dennoch, das Bein locker zu lassen, damit Sie so die tieferen Faszienschichten erreichen können. Wenn Sie die Muskeln anspannen, erreichen Sie eher die oberflächlichen Schichten.

3. Legen Sie die Rolle unter die Oberschenkelrückseite, oberhalb der Kniebeuge. Langsam rollen Sie jetzt den Oberschenkel hinauf, bis die Sitzknochen gegen die Rolle drücken. Rollen Sie anschließend die gleiche Strecke zurück in Richtung Kniekehle und wechseln Sie die Beine.

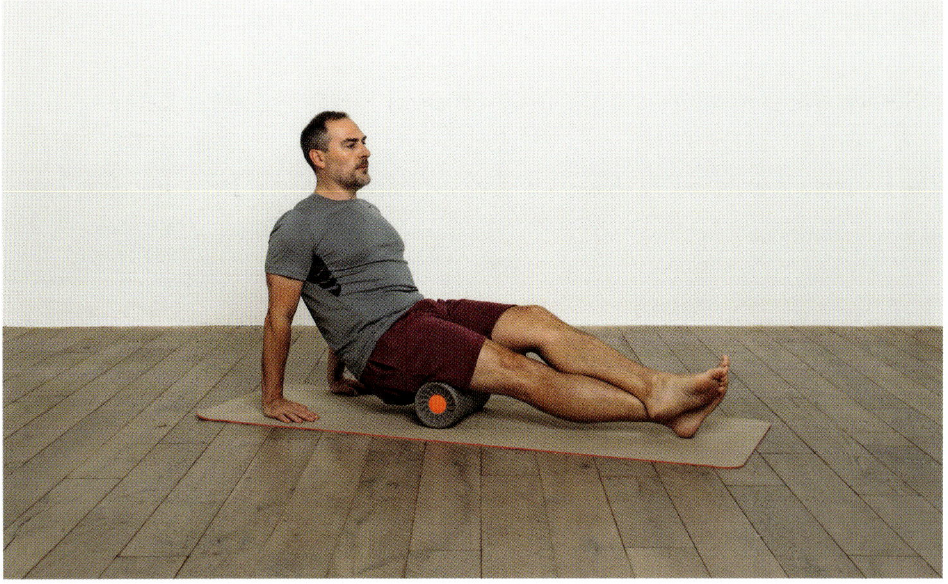

4. Wenn Sie stärkere »Chilisoße« genießen möchten, legen Sie einen Oberschenkel über den anderen und rollen dann mit dem Gewicht beider Beine die Beinrückseite hinauf. Wenn Sie oben angekommen sind, kippen Sie Ihr Becken und das Bein ein paar Grad zu einer Seite und rollen dann das Bein wieder hinunter. Wieder unten angekommen, kippen Sie Ihr Becken und das Bein erneut ein wenig in die andere Richtung und rollen sich wieder dem Bein entlang nach oben.

5. Wahre Freude haben Sie vor allem, wenn Sie es mit dem anderen Bein genauso machen und dabei nachspüren, ob die »Chilisoße« hier ebenso angenehm brennt wie auf der anderen Seite. Da nahezu jeder von uns einen mehr oder weniger ausgeprägten Beckenschiefstand hat, werden die Beine meist unterschiedlich belastet, was sich bei dieser Übung sehr gut zeigt.

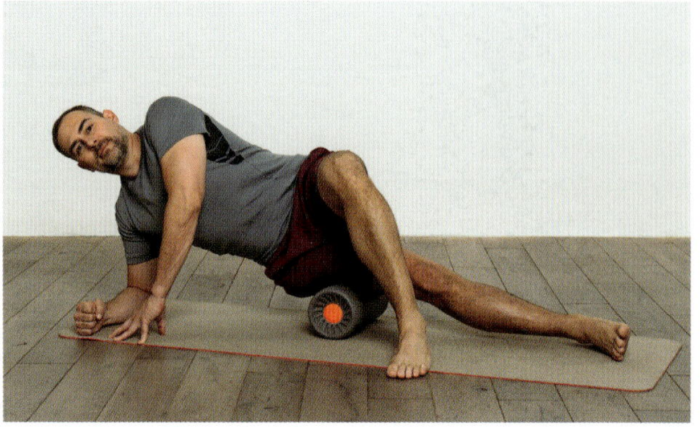

6. Legen Sie die Rolle nun unter die Außenseite eines Beins, unterhalb des Oberschenkelknochenkopfs. Stellen Sie zum Unterstützen das obere Bein nach vorn angewinkelt auf. Rollen Sie langsam am Bein hinunter bis kurz vor das Knie. Dort angekommen, kippen Sie das Becken ein wenig nach vorn, damit Sie einen anderen Teil der Beinaußenseite auf die Rolle bringen können. Dann rollen Sie so wieder langsam nach oben zurück. Wieder oben angekommen, kippen Sie Ihr Becken dieses Mal leicht nach hinten und rollen dann langsam wieder zurück nach unten. Das Ganze wiederholen Sie 2-mal mit jedem Bein.

7. Danach legen Sie sich auf den Bauch, ein Bein liegt angewinkelt mit der Innenseite auf der Rolle. Bewegen Sie jetzt langsam das Becken so, dass Sie die Beininnenseite über die Rollen führen können, und zwar von oberhalb Ihres Knies bis kurz vor der Leiste. Auch hier sollten Sie jedes Mal den Winkel ändern, damit Sie alle möglichen Ecken Ihrer Faszien »ausbügeln« können.

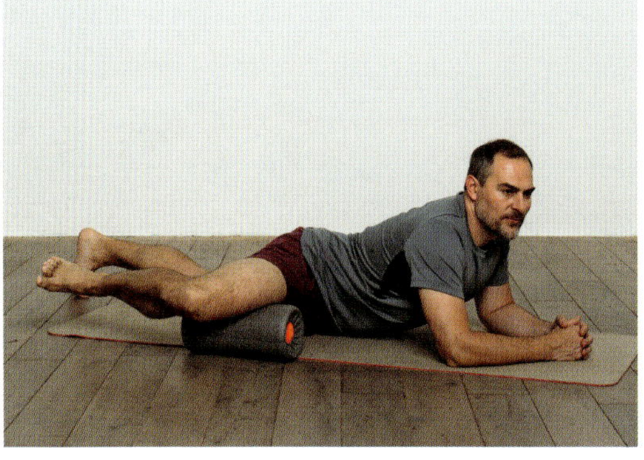

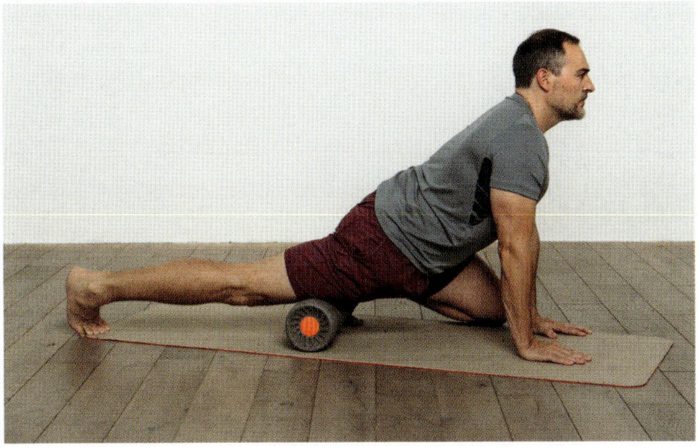

8. Kommen Sie nun in den Vierfüßlerstand. Strecken Sie ein Bein nach hinten aus und legen Sie den Oberschenkel so auf die Rolle, dass sich das Knie unterhalb der Rolle befindet. Rollen Sie langsam die Oberschenkelvorderseite hinauf. Wenn Sie oben angekommen sind, ändern Sie wieder leicht den Winkel, indem Sie Ihr Becken und Ihr Bein etwas drehen; dann rollen Sie wieder nach unten. Wiederholen Sie das Ganze einige Male und versuchen Sie dabei ständig einen anderen Winkel zu finden. Wiederholen Sie anschließend die Übung auf der anderen Seite.

9. Drehen Sie sich nun wieder auf den Rücken. Strecken Sie die Beine aus und atmen Sie tief in den Bauch, ein und aus. Spüren Sie nach, wie sich die Beine jetzt anfühlen. Wie ist das im Vergleich zu Ihrem Oberkörper? Spüren Sie vielleicht schon eine Änderung in Ihrem Oberkörper?

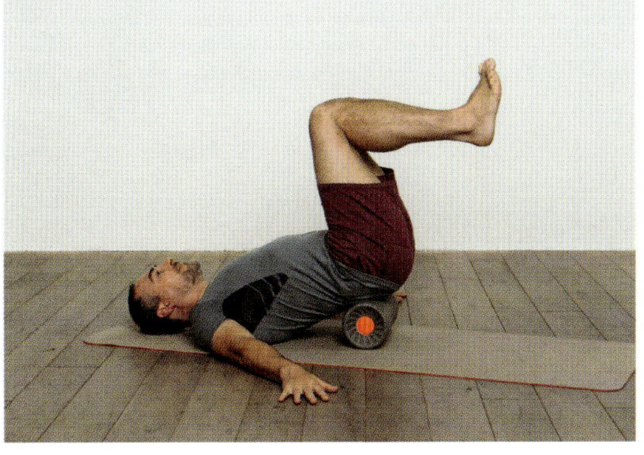

10. Stellen Sie die Beine auf, die Fußsohlen auf den Boden. Die Rolle liegt unter dem Kreuzbein – nicht unter dem unteren Rücken! Heben Sie einen Fuß nach dem anderen vom Boden weg und winkeln Sie die Beine so an, dass die Druckstelle Ihres Körpers auf der Rolle auf dem Kreuzbein liegt. Kippen Sie Ihr Becken von Seite zu Seite, damit Sie eine Schaukelbewegung von einer Seite des Kreuzbeins zur anderen spüren.

11. Spüren Sie nach, wie sich die beiden Seiten eventuell voneinander unterscheiden. Es kann gut sein, dass Sie auf einer Seite mehr Druck oder eine Art Verdickung im Gewebe spüren. Dann bewegen Sie sich mit sehr kleinen Drehbewegungen über diese Stelle, bis es sich nach und nach weicher anfühlt.

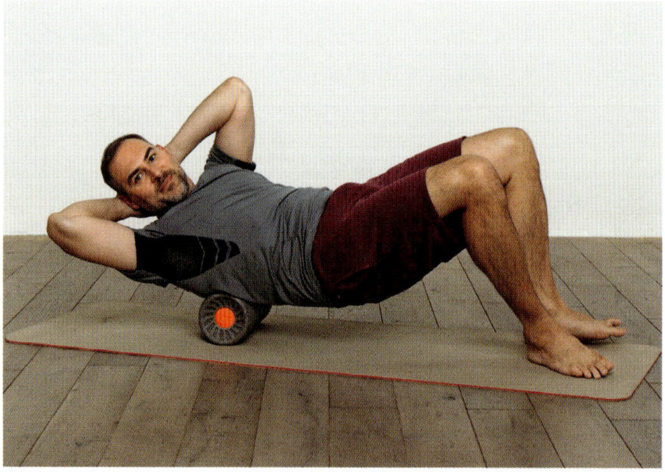

12. Danach bringen Sie die Füße wieder auf den Boden, heben das Becken, nehmen die Rolle weg, legen das Becken wieder am Boden ab und atmen tief in den Bauch. Zum Schluss spüren Sie nach, wie sich Ihr Rücken jetzt verändert hat.

13. Setzen Sie sich dann über die Seite abrollend aufrecht hin. Platzieren Sie die Rolle hinter sich auf dem Boden. Legen Sie sich mit den Rippenbogen auf die Rolle, die Hände befinden sich hinter dem Kopf. Heben Sie Ihr Becken an und halten Sie die Gürtel-Bandha. Rollen Sie langsam über den oberen Rücken. Auch hier versuchen Sie, den Körper ständig so zu drehen, dass Sie verschiedene Faszienschichten erreichen können. Wenn Sie möchten, strecken Sie die Arme aus oder falten sie über dem Brustkorb; so entdecken Sie immer wieder neue Faszienschichten.

14. Am Ende dieser Sequenz nehmen Sie die Rolle weg und legen sich, die Beine aufgestellt, wieder auf den Boden. Atmen Sie tief in den Bauch ein und aus und spüren Sie nach, was in Ihrem Körper geschehen ist.

15. In der Grundhaltung, dem Vierfüßlerstand, bringen Sie die Rolle unter Ihren Brustkorb. Legen Sie Ihre linke Handrückseite auf die Rolle und rollen Sie nun langsam über Hand und Arm nach rechts, wobei sich Ihr Körper mitdreht. Im letzten Moment drehen Sie auch den Kopf und schauen zur Decke. Drücken Sie den Unterarm noch fester gegen die Rolle und rollen Sie den Weg wieder zurück. Danach wechseln Sie die Seite und führen die Übung mit dem rechten Arm aus.

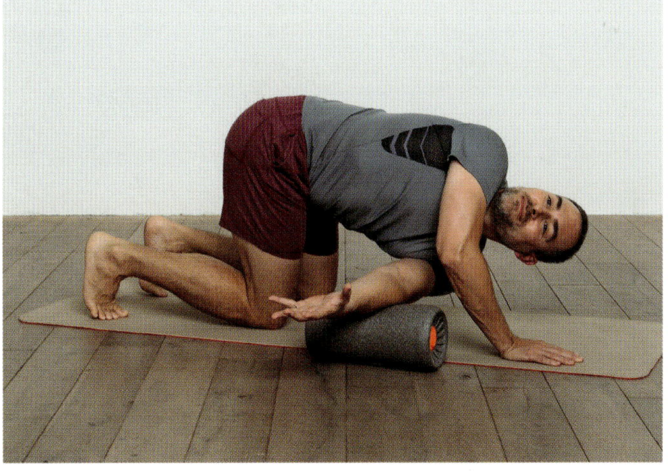

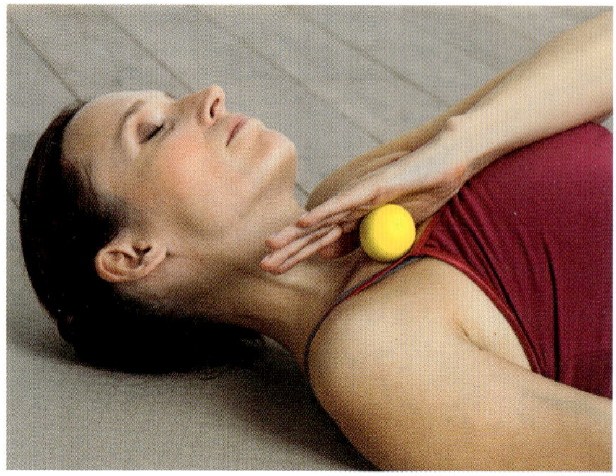

16. Legen Sie sich hin und nehmen Sie ein kleines Bällchen in die linke Hand. Positionieren Sie das Bällchen unterhalb des Schlüsselbeins, dort, wo es mit dem Brustbein zusammenkommt. Mit ein wenig Druck rollen Sie das Bällchen langsam unterhalb des Schlüsselbeins in Richtung Schultergelenk. Nach 2 Wiederholungen führen Sie das Bällchen mit kleinen Rollbewegungen über das Gewebe. Wiederholen Sie die Übung dann auf der anderen Körperseite. Danach rollen Sie das Bällchen mit sanftem Druck über die Kopfhaut. Beginnen Sie dafür vorn an der Stirn und bewegen Sie es nach hinten zum Nacken und wieder zurück.

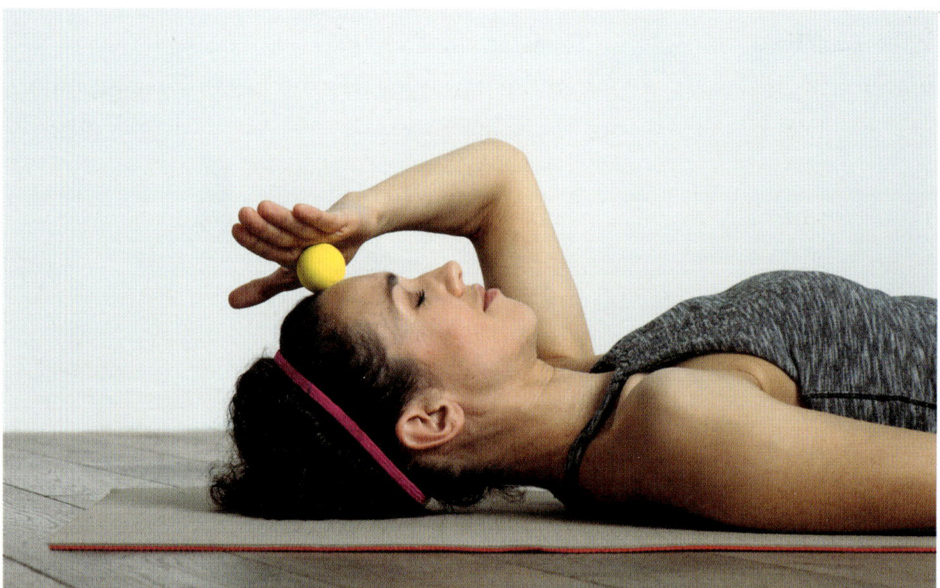

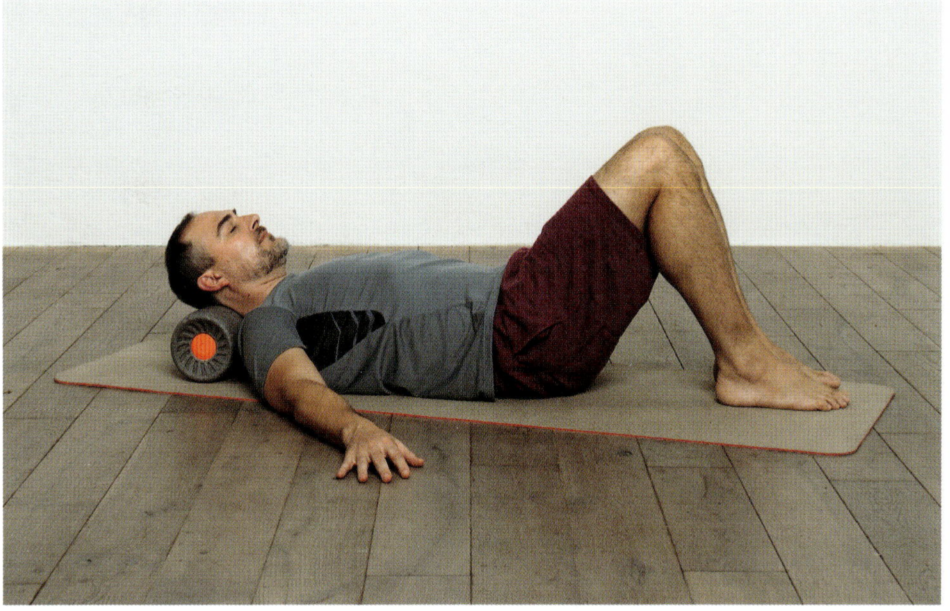

17. Zum Abschluss benutzen Sie noch einmal die Rolle. Legen Sie sie unter den Kopf, dorthin, wo Ihr Schädel und der Nacken zusammenkommen. Entspannen Sie bewusst alle Gesichtsmuskeln, den Unterkiefer und die Zunge. Denken Sie daran, bei diesen Übungen muss niemand schön aussehen, auch Sie nicht! Öffnen Sie also weit die Augen, schauen Sie geradeaus und bewegen Sie die Augen mehrmals langsam von links nach rechts und zurück. Dabei spüren Sie eventuell sogar eine kleine Bewegung über die Druckstelle im Nacken auf der Rolle.

18. Danach schließen Sie die Augen und bewegen den Kopf langsam und minimal von Seite zu Seite. Hier gilt wirklich: Weniger ist mehr!

19. Zu guter Letzt heben Sie mit einer Hand Ihren Kopf an und nehmen mit der anderen Hand die Rolle weg. Danach legen Sie sich zur Entspannung flach auf den Boden, atmen tief ein und aus und spüren, was in Ihrem Körper geschehen ist.

Nachwort

Nun hoffe ich, dass Sie eine neue Art der Bewegung für sich entdeckt haben und Ihre Bewegungen nicht mehr als mechanischen Vorgang, sondern als geschmeidiges Biotensegrity-System verstehen. Vor allem aber hoffe ich, dass Sie bald eine neue Art von Lebendigkeit genießen können!

Federn Sie in Ihren Bewegungen ein wenig, genießen Sie die »Chilisoße« in den Dehnungen und variieren Sie im Alltag jede bekannte Übung und Asana.

Und das ist nur der Anfang. Die Faszienforschung kommt in verschiedenen Fachbereichen auf der ganzen Welt gerade erst so richtig in Schwung. Daher bin ich mir sicher, dass wir bald weitere interessante Ideen in unsere tägliche Übungspraxis aufnehmen werden. Wenn Sie auf dem Laufenden bleiben oder einige neue Übungen sehen wollen, lade ich Sie ein, auf meinen YouTube-Kanal zu schauen. Interessant sind für Sie sicher auch die Webseiten, die ich bei den Literaturempfehlungen und Quellen aufgelistet habe (siehe S. 124).

Vergessen Sie bitte nicht, dass Faszienyoga kein Ersatz für Ihre normale Yogapraxis oder Sport im Allgemeinen ist! Faszienyoga ergänzt und vervollständigt Ihre Übungen. Das Einzige, das ich Ihnen immer empfehle, ist Folgendes: Wenn Sie an Ihren Körper denken, dann denken Sie daran, dass er ein wunderbares Biotensegrity-Modell und keine Maschine ist.

Übrigens:
Faszienyoga soll Spaß machen,
denn auch beim Lachen nutzen Sie Ihre Faszien!

Danke

Ohne die Unterstützung und gelegentliches Coaching von Stefan Hüsgen wäre dieses Buch nur eine verklebte Faszie geblieben!

Danke an Angéla Sirtlan für die Empfehlung an den Verlag.

Danke an Birgit Engelmann, Gabriele Wilhelm und Stefan Hüsgen für die Korrekturen – denn mein Deutsch ist manchmal krumm.

Danke an die Menschen, die über die Jahre an meinen Yogastunden teilgenommen haben. Ich würde euch gern alle noch einmal umarmen!

Dank auch an meine Rolfingkunden: Ich lerne so viel von euch und ich hoffe, ihr erlaubt mir auch weiterhin, von euch zu lernen.

Muchas gracias a mis amigos porteños por asistir a mis classes de yoga fascial y por la paciencia que tuviereon conmigo. Un beso a Barbara y Gustavo, Alejandra, las Vanesa, Roberto, Mirna.

Baie dankie vir al die liefde en ondersteuning van my ouers en my suster, ek hoop julle begin nou regtig op en af spring, en te strek!

Literatur & Links

Literaturempfehlungen und Quellen

Avison, J.S. (2015), *Yoga – Fascia Anatomy and Movement,* Handspring Publishing

Findley, T.W., Schleip, R. (2007), *Fascia Research,* Elsevier Verlag

Myers, T.W. (2014), *Anatomy Trains,* Churchill Livingston Elsevier Verlag

Rolf, I.P. (1989), *Rolfing,* Healing Arts Press

Scarr, G. (2014), *Biotensegrity – The Structural Basis of Life,* Handspring Publishing

Schleip, R., Baker, A. (2015), *Fascia – In Sport and Movement,* Handspring Publishing

Schleip, R., Findley, T.W., Chaitow, L., Huijing, P.A. (2012), *Fascia – The Tesional Network of the Human Body,* Churchill Livingston Elsevier Verlag

Stecco, C. (2015), *Functional Atlas of the Human Fascial System,* Churchill Livingstone Elsevier Verlag

Nützliche Webseiten

www.fasciaresearchsociety.com
www.fasciaresearch.com
www.mattheus-els.com
Um die Übungen in Aktion anzusehen, geben Sie bitte folgende Webadresse ein: https://www.youtube.com/user/MattheusElsRolfingYoga.

A

B

C

D

E

F

G

H

K

L

M

P

Hinweis

Die Informationen in diesem Buch sind von Autor und Verlag sorgfältig erwogen und geprüft, dennoch kann eine Garantie nicht übernommen werden. Eine Haftung des Autors bzw. des Verlags und seiner Beauftragten für Personen-, Sach- und Vermögensschäden ist ausgeschlossen.

Die Verlagsgruppe Random House weist ausdrücklich darauf hin, dass im Text enthaltene externe Links vom Verlag nur bis zum Zeitpunkt der Buchveröffentlichung eingesehen werden konnten. Auf spätere Veränderungen hat der Verlag keinerlei Einfluss. Eine Haftung des Verlags für externe Links ist stets ausgeschlossen.

Bildnachweis

Fotoproduktion: Fotograf: Christian M. Weiss | Assistenz: Sylwia Makris | Haare und Make-up: Nilgün Konya | Models: Mattheus, Birgit und Nora | Styling: Bele Engels

Alle Fotos Christian M. Weiss mit Ausnahme von: 10 (European Rolfing® Association e. V.); 20, 22 (Kenneth Snelson); 28 (Llaszlo/Shutterstock)

Illustrationen: 14, 16 (fascialnet.com); 19 (Nadine Schur nach einer Vorlage von fascialnet.com); 37 (Bettina Kammerer nach einer Vorlage von fascialnet.com); 58, 69, 80 (Bettina Kammerer)

Für die freundliche Unterstützung der Fotoproduktion danken wir: Kamah Yoga, München (kamahyoga.com); Mandala, München (mandala-fashion.com)

Impressum

1. Auflage

einem Unternehmen der Verlagsgruppe Random House GmbH,
Neumarkter Straße 28,
81673 München

Redaktion:
Dr. Ulrike Kretschmer
Gesamtproducing, Satz und Layout:
Dr. Alex Klubertanz
Projektleitung: Sven Beier
Bildredaktion und Leitung der Fotoproduktion:
Bele Engels
Umschlaggestaltung: Geviert, Grafik & Typografie
Umschlagmotiv:
Christian M. Weiss
Reproduktion:
Artilitho snc, Lavis (Trento)
Druck und Bindung:
Alcione, Lavis (Trento)
Printed in Italy
ISBN: 978-3-424-15298-2

FSC www.fsc.org MIX Papier aus verantwortungsvollen Quellen FSC® C021956

Verlagsgruppe Random House FSC® N001967